DR. FRIEDRICH HAINBUCH

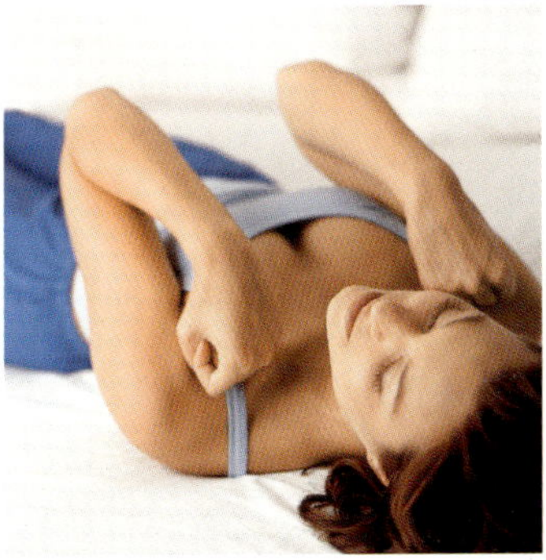

Muskelentspannung nach Jacobson

INHALT

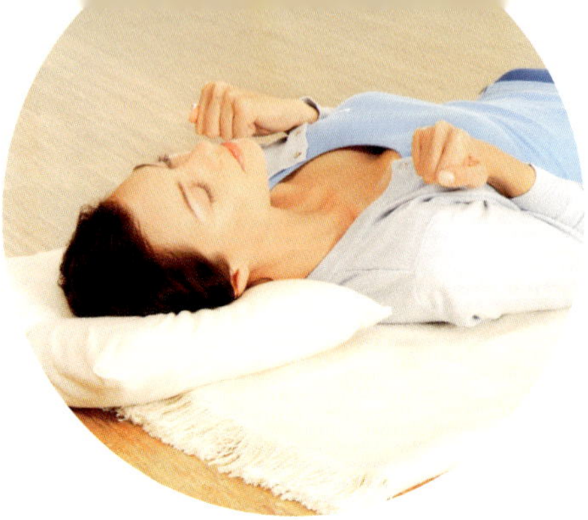

ENTSPANNEN, AUSRUHEN, KRAFT TANKEN

DER EINFACHE WEG VOM STRESS ZUR ENTSPANNUNG__8

Wie es zu muskulären Verspannungen kommt__8

Das Wechselspiel zwischen Körper und Psyche__9

Die Pflege des Körpers wichtig nehmen__10

ENTSPANNUNGSVERFAHREN__11

Was ist Entspannung?__11

Die verschiedenen Techniken__11

Progressive Muskelrelaxation__13

Ein paar Worte zur Atmung__17

RUND UMS ÜBEN__19

Geduld und das rechte Maß__19

Wie oft und wie lange üben?__21

Üben mit Buch und CD__22

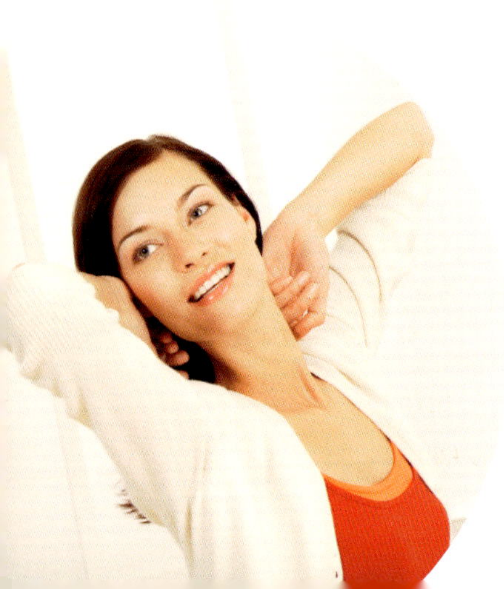

DAS BASISPROGRAMM

SO STIMMEN SIE SICH EIN__26

Richtig stehen__26

Den Atem regulieren__26

Den Körper lockern__28

Richtig hinlegen und liegen__29

DIE GRUNDÜBUNGEN__30

Ballen Sie die Faust__30

Lassen Sie die Oberarmmuskeln spielen__32

Stirnfalten adieu!__33

Rümpfen Sie die Nase__34

Riskieren Sie eine lockere Lippe__35

Befreien Sie den Nacken__36

Lassen Sie ruhig mal die Schultern hängen__37

Lassen Sie das Sonnengeflecht erstrahlen__38

Für einen entzückenden Rücken__40

Stärken Sie die Kraft der Basis__41

Entlasten Sie die Beine__42

Entspannen Sie die Waden__44

Übungen zum Ausklang__46
Noch einmal alles anspannen__46
In die Alltagsrealität zurückkehren__47
Rücken- und nackenschonend aufstehen__48
So üben Sie als Schmerzpatient__50

DAS AUFBAUPROGRAMM

Kurzprogramm für Fortgeschrittene__54
Ballen Sie die Fäuste__54
Spannen Sie Hände und Oberarme an__54
Entspannen Sie Gesicht und Nacken__55
Spannen Sie Oberkörper und Gesäß an__56
Trainieren Sie Beine und Füße__56

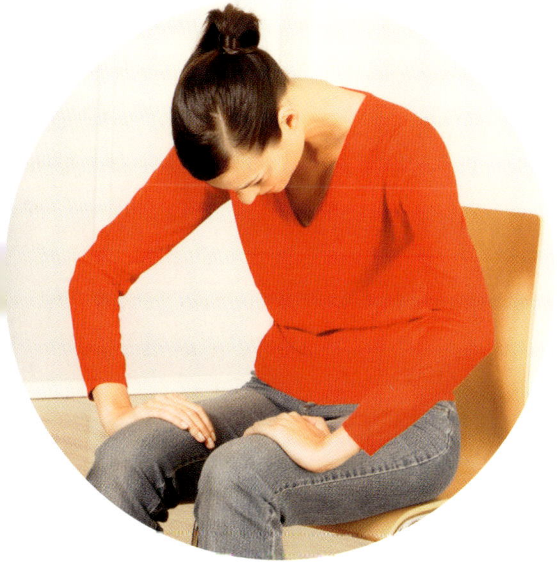

Muskelentspannung im Sitzen__57
Zehengreifen__58
Zehendrücken__58
Entlasten Sie die Beine__59
Beine in die Waagerechte__59
Lassen Sie das Sonnengeflecht erstrahlen__60
Stärken Sie die Kraft der Basis__60
Katzenbuckel__61
Lassen Sie ruhig mal die Schultern hängen__62
Dehnen Sie den Hals__63
Lockern Sie das Gesicht__64
Spannen Sie Hände und Oberarme an__65
Atemübungen__66
Wie ein Vogel über den Wolken fliegen__66
Wasser schöpfen und den Himmel sehen__67
Zur Jagd mit Pfeil und Bogen__68
Einen Regenbogen malen__69
Mit den Armen die Wolken teilen__70
Drehen Sie sich zum Mond__71
Führen Sie einen Ball auf der Hand__72

Zum Nachschlagen

Übungslisten__73
Sachregister__76
Bücher und Adressen__78

Durch Anspannung entspannen

Die Progressive Muskelentspannung nach Jacobson ist eine wunderbare, hoch effektive und gleichzeitig im besten Sinne simple Entspannungsmethode. Als aktiver Marathonläufer konnte ich mich davon am eigenen Leib überzeugen. Gerade zur rechten Zeit – nämlich als ich begann, ernsthafte muskuläre Probleme zu bekommen – entdeckte ich das bewährte Entspannungsverfahren, das mir überraschend schnell und zuverlässig Hilfe brachte. Seit einigen Jahren kann ich nun die positiven Wirkungen der Progressiven Muskelrelaxation auch an den Teilnehmern meiner Kurse für Herzpatienten sowie im Ausdauer-Personal-Training beobachten. Das Erstaunliche dabei: Nicht nur der Körper wird entlastet und gestärkt, sondern ebenso die Psyche. Die Methode Jacobsons kann daher durchaus als »ganzheitlich« eingestuft werden, da sie Körper, Seele und Geist gleichermaßen wieder ins Lot bringt. Seit vielen Jahren praxisbewährt, versetzt sie Sie in die Lage, Entspannung und Wohlbefinden herzustellen, wann immer Sie sie brauchen.

Und nun wünsche ich Ihnen viel Freude beim Lernen und Üben!

Dr. Friedrich Hainbuch

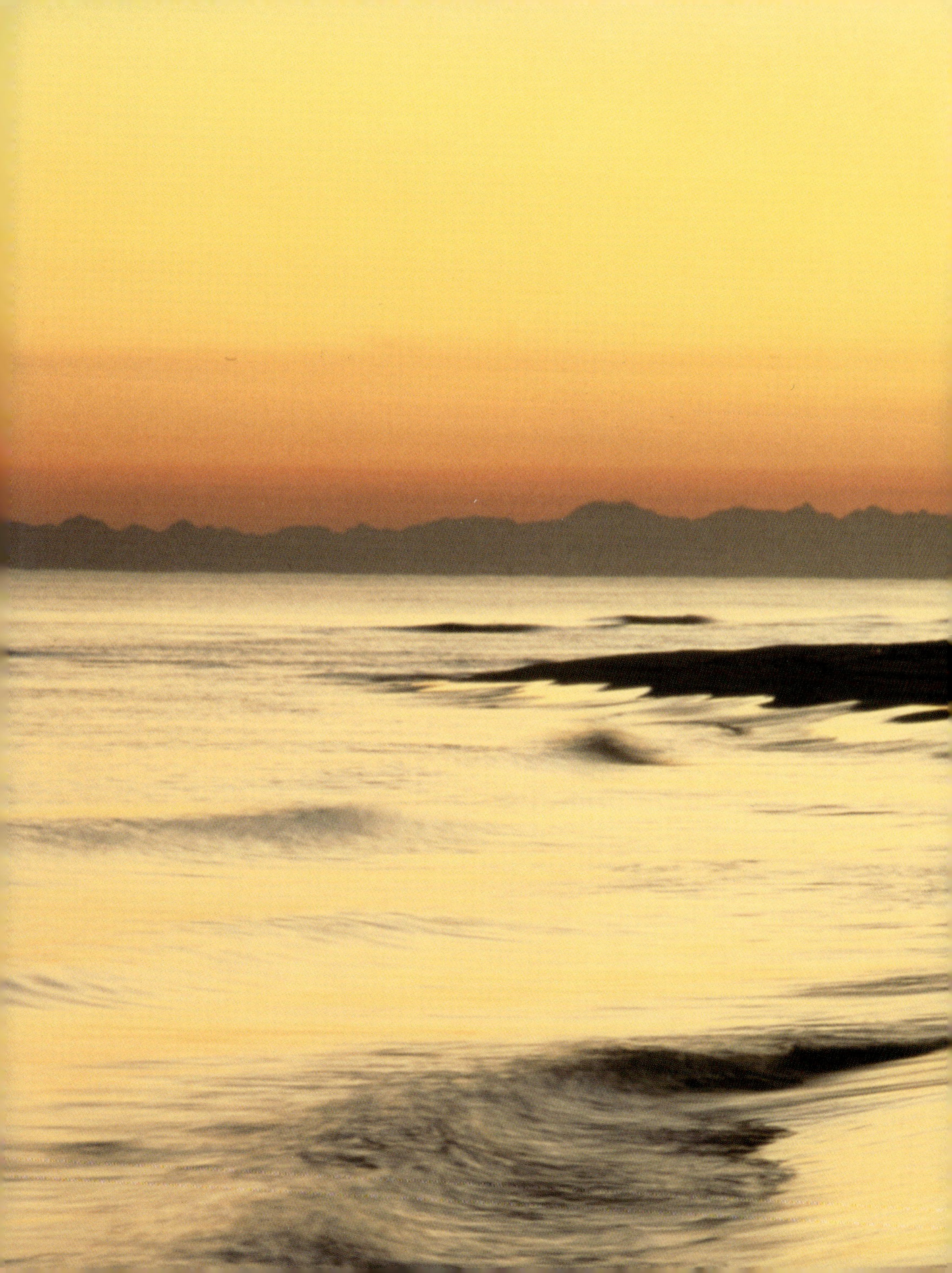

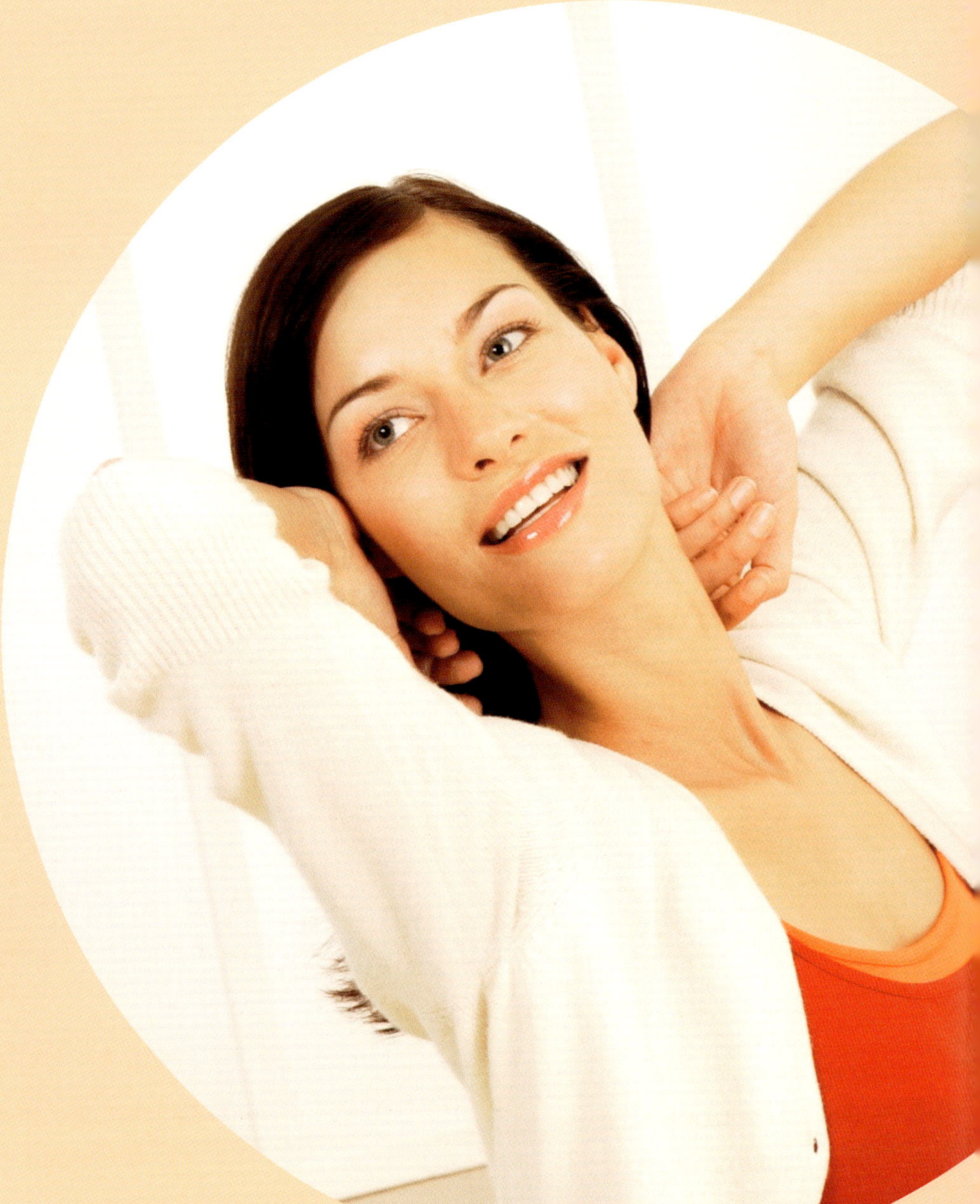

ENTSPANNEN, AUSRUHEN, KRAFT TANKEN

Sich jederzeit ohne Hilfsmittel entspannen. Dauerhaft Stress abbauen ohne Nebenwirkungen. Allerlei körperliche Beschwerden lindern ohne große Hilfsmittel. Alles, was Sie dafür brauchen, ist ein wenig Zeit und Geduld. Dann kann Ihnen die Progressive Muskelentspannung nach Jacobson ein hilfreicher Begleiter werden, der Ihnen auf geistiger Ebene Ruhe und Gelassenheit schenkt und dem Körper zur wohlverdienten Entspannung verhilft – damit er neue Kraft tanken und wieder ins Lot kommen kann.

Der einfache Weg vom Stress zur Entspannung

Die Ursache von physischen Verspannungen ist sehr häufig in psychischer Anspannung zu suchen. Stress ist in unserem Leben allgegenwärtig. Wie können wir gegensteuern?

Wie es zu muskulären Verspannungen kommt

Wir alle kennen die folgenden Sätze und benutzen sie vielleicht sogar selbst, ohne uns groß der Folgen bewusst zu sein: »Da musst du einfach die Zähne zusammenbeißen!«; »Ich hab alles im Griff«; »Augen zu und durch!«; »Nun reiß dich mal ein bisschen zusammen!« In Wahrheit sind dies brutale, auf äußerste Dis-Spannung® – also negative Spannung – zielende Formulierungen, die wir jedoch von klein auf verinnerlicht haben. Es geht darum, Leistung zu erbringen und im Alltag zu funktionieren. Innere Spannungen sind dabei kaum zu vermeiden.

Sätze wie »Augen zu und durch« erscheinen uns ganz normal. Doch sie erzeugen innere Spannung.

Dies wäre an sich noch kein Problem, würden wir diese Spannungen an anderer Stelle wieder abbauen. So wie das unsere Vorfahren taten, bei denen das hormonell bedingte Wechselspiel von Anspannung und Entspannung noch reibungslos funktionierte – im bekannten Kampf-oder-Flucht-Reflex: In körperlicher Gefahr baute sich blitzschnell körperliche Hochspannung auf, die dann auch sofort genutzt wurde. Eben, um zu kämpfen oder einen flotten Sprint hinzulegen. Danach – jedenfalls wenn die gewählte Reaktion zum Erfolg, das heißt zum Überleben geführt hatte – folgte ganz natürlich die Entspannung.

Wie wir alle wissen, haben sich unsere Lebensumstände innerhalb der letzten Jahrtausende drastisch verändert. Stress, ausgelöst durch eine schwierige Beziehungs- oder Arbeitssituation, beim Autofahren oder durch Action- und Horrorfilme, wird nicht oder kaum mehr abgebaut. Wir gehen in den seltensten Fällen stiften, wenn das Monster auf der Mattscheibe erscheint. Und wir fordern auch den Chef nicht zum Zweikampf heraus, wenn er seinen längeren Hebel dazu nutzt, uns erneut ein paar Überstunden aufzubrummen.

Jagd oder Flucht sind in den seltensten Fällen die Wahlmöglichkeiten, vor die wir im heutigen Alltagsleben gestellt sind. Trotzdem reagiert unser

Körper auf Stress wie eh und je, indem er die Muskeln anspannt. Dabei unterscheidet er nicht zwischen einer echten körperlichen Bedrohung und psychischem Stress. Die Folge ist bei nahezu jedem »zivilisierten« Menschen eine chronisch verspannte Muskulatur, die gar nicht mehr vollständig entspannen kann.

Das Wechselspiel zwischen Körper und Psyche

Die Gründe, warum Dis-Spannungen entstehen, sind zahlreich. Das kann die Angst sein, den Arbeitsplatz zu verlieren, eine Auseinandersetzung mit dem Chef oder Arbeitskollegen. Natürlich spielen auch aufgestaute Wut und Ärger eine Rolle, die aus ungeklärten Konflikten mit dem Partner, den Kindern, Freunden oder Eltern entstehen. Ein weiterer wesentlicher Auslöser negativer Spannungen ist der allgegenwärtige Stress, der unter anderem durch Termindruck, Überforderung und Sorgen aller Art verursacht wird. Damit einher gehen häufig Schlafstörungen, da das Unbewusste in der Nacht versucht, die täglichen Probleme zu verarbeiten.

Ist der Stresspegel dauerhaft sehr hoch, kann sich das sogar durch unkontrollierte Bewegungen der Arme und Beine, Muskelzuckungen, Nägelkauen, Kratzen und Jucken und andere nervöse Stresssymptome äußern. Zu Grunde liegt in all diesen Fällen ein chronisch erhöhter Muskeltonus. Es kommt zu innerlichen und äußerlichen Verkrampfungen, die weitere unangenehme Folgen haben können wie Schmerzen, Unwohlsein oder organische Krankheiten.

Stress führt zu einem chronisch erhöhten Muskeltonus.

So wird eine große Zahl der Zivilisationserkrankungen nach Jacobson und auch neuesten Forschungen zufolge durch übermäßigen Stress und seelische Belastungen verursacht. Stress beeinflusst nämlich sowohl die von uns bewusst steuerbare als auch die unbewusst arbeitende Muskulatur unseres Körpers. Zur »unbewussten« Muskulatur gehören beispielsweise das Herz und andere innere Organe. Sie bestehen aus so genannter »glatter« Muskulatur, die nicht willentlich angespannt oder entspannt werden kann – jedenfalls nicht direkt, sondern nur indirekt, zum Beispiel durch Ausdauertraining oder durch allgemeine Entspannung.

Stress kann sich also sehr tief greifend auf unseren Organismus auswirken. So können spannungsbedingt verkrampfte Herzkranzgefäße bei entsprechender Vorschädigung mit zu Angina pectoris oder auch zum Herzinfarkt führen. Ebenso können durch Überbeanspruchung – wie harte, eintönige oder einseitige körperliche Arbeit – Störungen und Erkrankungen der Verdauungsorgane, Bluthochdruck, arthritische Beschwerden, Störungen des Nervensystems und der Psyche mit bedingt werden.

Wer seine Muskeln effektiv entspannt, baut Stress ab und fördert seine Gesundheit.

Der Körper verbraucht außerdem, um die Daueranspannung zu halten, sehr viel Energie – Energie, die Ihnen dann an anderer, vermutlich viel wichtigerer Stelle fehlt. Dies ist ein regelrechter Teufelskreislauf, den es zu durchbrechen gilt, wenn Sie bei guter Gesundheit bleiben oder sich diese zurückerobern möchten. Die gute Nachricht ist: Es gilt nicht nur, dass ein Mensch, der innerlich angespannt oder ängstlich ist, in der Regel auch muskulär angespannt ist. Der Umkehrschluss ist ebenso gültig: Wer seine Muskeln effektiv lockert, baut dadurch Stress ab und erlangt innere Ruhe und Gelassenheit sowie körperliche Gesundheit.

Die Pflege des Körpers wichtig nehmen

Um diese innere Ausgeglichenheit (wieder) zu erlangen und damit auch unsere Gesundheit zu verbessern, müssen wir zuerst unsere Einstellung zu unserem Körper überprüfen und eventuell überholen.

Unsere Wohnungen oder unsere Autos pflegen wir oft mit großer Regelmäßigkeit und Akribie, während wir unseren Körper viel zu häufig vernachlässigen. Aber gerade mit ihm sollten wir pfleglich umgehen, immerhin haben wir nur diesen einen und brauchen ihn noch ein Weilchen.

Allzu oft fahren wir auf letzter Reserve. Ein Auto müssen wir wieder auftanken, von Zeit zu Zeit die Batterie neu laden sowie Öl nachfüllen.

Also: Warum laden Sie die Energiespeicher Ihres eigenen Körpers nicht regelmäßig auf? Zum Beispiel durch Progressive Muskelentspannung. Die positiven »Nebenwirkungen« sind zahlreich. Sie reichen von körperlicher Kräftigung und Straffung über seelische Ausgeglichenheit bis hin zu allgemein verbessertem Wohlbefinden und einer stabileren Gesundheit.

Entspannungsverfahren

Wir benutzen den Begriff »Entspannung« ganz selbstverständlich. Doch was steckt eigentlich dahinter? Und vor allem: Wie erreichen wir einen entspannten Zustand?

Was ist Entspannung?

Nach Jacobson, dem Erfinder der Progressiven Muskelrelaxation, gibt es unter anderem folgende Grundmerkmale tiefer Entspannung:

- regelmäßige Atmung
- normale Pulsfrequenz
- entspannte Gliedmaßen
- ruhige Augenlider
- ein subjektives Gefühl angenehmer Ruhe

Man könnte auch sagen, tiefe Entspannung kennzeichnet sich durch einen Ruhezustand des gesamten Körpers. Und dies ist eigentlich ein ganz natürlicher menschlicher Seinszustand. Wir müssen nur wieder lernen, wie wir ihn herbeiführen können: Sich gezielt zu entspannen, bedeutet, gewollt und kontrolliert Einfluss auf körperliche Vorgänge ebenso wie auf psychisches Empfinden zu nehmen. So ist es beispielsweise möglich, in einer Situation, die uns Angst macht oder unter Druck setzt, innerlich zu entspannen und damit das Stress- oder Angstgefühl direkt und mit eigenen Möglichkeiten zu mildern oder sogar ganz aufzulösen. Das Gleiche gilt beispielsweise auch für körperlichen Schmerz, dem man sich sonst häufig wehrlos ausgesetzt fühlt. Auch er kann mit Techniken der Entspannung positiv beeinflusst werden.

Angst kann durch Muskelentspannung ebenso aufgelöst werden wie körperliche Schmerzen.

Die verschiedenen Techniken

Man kennt heute eine Fülle von Entspannungsverfahren. Dabei zeigt die Erfahrung, dass je nach Person und Anliegen eine oder mehrere unterschiedliche Techniken hilfreich sein können, um die gewünschten Erfolge zu erzielen.

Die – neben der Progressiven Muskelentspannung nach Jacobson – bekanntesten Entspannungsverfahren seien hier kurz aufgeführt:

Das **Autogene Training** und die **Selbsthypnose** sind sich sehr ähnlich; die Begriffe werden teils auch synonym gebraucht. Beides sind psychologische Verfahren und basieren auf der

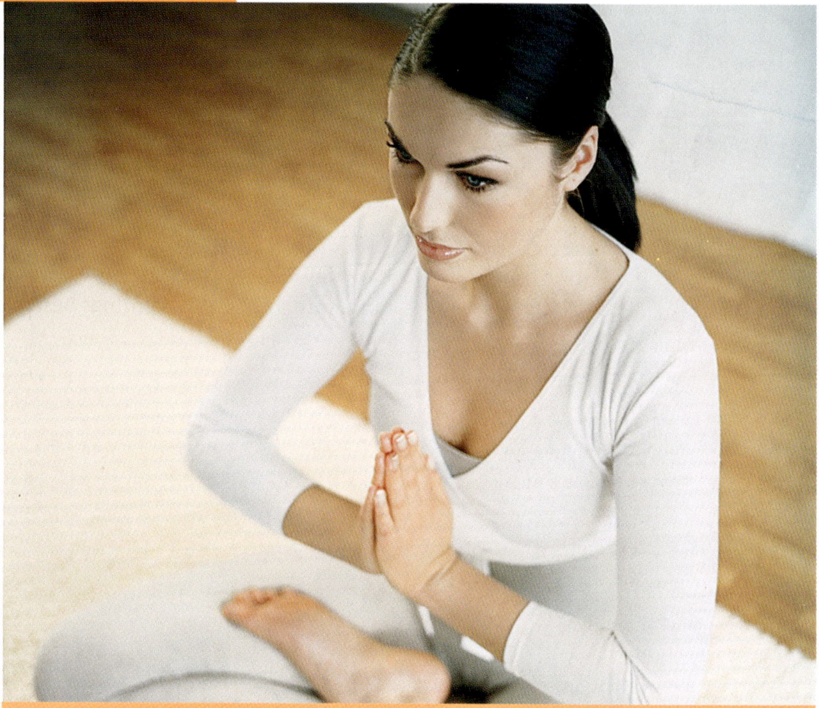

Meditation ist auch eine Entspannungsmethode: den Geist zur Ruhe bringen und Gelassenheit gewinnen.

Autosuggestion. Das bedeutet, dass man sich durch bestimmte Sätze, die man sich innerlich vorsagt, selbst in eine gewünschte Richtung hin beeinflusst. So lautet ein klassischer Satz aus dem Autogenen Training: »Ich bin ganz ruhig.« Doch sind auch komplexere Suggestionsformeln möglich, beispielsweise: »Ich schlafe gut durch und wache morgen erfrischt und entspannt auf.« Diese Entspannungsmethode ist daher vielseitig und ganz individuell einsetzbar und wird meist Menschen empfohlen, die bestimmte Ziele erreichen wollen, wie sich das Rauchen abzugewöhnen, abzunehmen oder Angstzustände aufzulösen.

Biofeedback ist ein Verfahren, bei dem man über eine Apparatur vor den Augen körpereigene Signale, die das Niveau der gegenwärtigen Ent- und Anspannung anzeigen, als Licht- und/oder Tonsignal rückgemeldet bekommt. Man versucht, durch Methoden eigener Wahl kleine Entspannungsschritte zu erreichen, und bekommt diese wiederum unmittelbar zurückgemeldet. So kann Entspannung sehr effektiv erlernt werden. Ziel ist es, im Laufe des Trainings die Ent-

spannung immer unabhängiger von dem technischen Gerät zu erreichen. Auch verschiedene Formen des aus Indien stammenden **Yoga** haben, regelmäßig und korrekt durchgeführt, entspannende Wirkungen auf Körper und Geist des Übenden. Das Besondere hier ist sicher das Zusammenspiel von dehnenden und kräftigenden Körperübungen, Atemschulung und eventuell auch geistiger Ausrichtung auf die innere Stille.
Meditation, die zur spirituellen Praxis verschiedener Weltreligionen gehört, mittlerweile aber auch ohne religiösen Anspruch geübt wird, kann ebenfalls zu den Entspannungsmethoden gezählt werden. Meditation wird zumeist in totaler körperlicher Ruhe geübt. Ziel ist es, auch den Geist zur Ruhe zu bringen, was Distanz zu den Problemen des Alltags schafft und so zu innerer Gelassenheit und Entspannung führen kann, was wiederum positive Auswirkungen auf die Gesundheit von Seele und Körper hat.
Auch klassische, Meditations- oder andere ruhige **Musik** übt nachweislich einen harmonisierenden, beruhigenden und entspannenden Einfluss auf uns aus. Dasselbe gilt auch für spezielle Entspannungskassetten und -CDs, auf denen entsprechende Texte aufgesprochen sind. Allerdings besteht hier im Vergleich zu den vorgenannten Methoden natürlich der Nachteil, dass der Übende von der Musikkassette oder CD und den Abspielgeräten abhängig ist.

Progressive Muskelrelaxation

Die Progressive Muskelrelaxation wurde von dem amerikanischen Arzt und Psychophysiologen Prof. Edmund Jacobson (1885–1976) entwickelt. Bei der Arbeit mit seinen Patienten erkannte er den engen Zusammenhang von psychischer Anspannung und Muskelverspannungen. Folgerichtig schloss er – und fand dies auch durch seine Probanden bestätigt – dass umgekehrt durch gezieltes und bewusstes An- und Entspannen verschiedener Muskelgruppen fast alle Muskelspannungen abgebaut werden können, während sich gleichzeitig der psychische Zustand verbessert.
Das Motto Prof. Jacobsons lautete fortan: »You must relax!« – »Du musst entspannen!« Und er erarbeitete ein

Prof. Jacobsons Motto lautete: »You must relax!« – »Du musst entspannen!«

körperorientiertes Verfahren zur therapeutischen Entspannung, welches er zu Beginn der 30er Jahre des letzten Jahrhunderts an der Universität Chicago erstmals der Öffentlichkeit vorstellte.

Die positiven Wirkungen

Folgende Verbesserungen werden Sie bei regelmäßigem Üben, auch in kleinen Dosen, bald an sich feststellen können:

Allgemein: das Immunsystem reagiert und arbeitet harmonischer ● die Atmung wird langsamer und gleichmäßiger ● das allgemeine Wohlbefinden bessert sich ● Konzentrations- und Reaktionsfähigkeit werden gesteigert

Psyche: Sie werden gelassener, auch und gerade in schwierigen Lebenssituationen ● Störungen, die auf Angst und Anspannung beruhen beziehungsweise psychosomatische Störungen werden gebessert, z. B. Schlafstörungen, Nervosität und Unruhe, Kopfschmerzen, Migräne, Tinnitus oder Asthma

Herz-Kreislauf-System: Blutdruck und Herzfrequenz normalisieren sich ● die Durchblutung, besonders in den Extremitäten, nimmt zu, Sie haben seltener kalte Hände und Füße ● auch die Durchblutung Ihres »Lebensmotors«, des Herzens, verbessert sich, wodurch Herz-Kreislauf-Erkrankungen vorgebeugt wird

Innere Organe: Sie tun Ihrer Verdauung etwas Gutes ● alle inneren Organe werden gestärkt und besser durchblutet

Schmerzen: alle Arten von chronischen Schmerzen, aber auch vorübergehend auftretende Rücken- oder Gelenkschmerzen werden reduziert oder verschwinden ganz

Medizinisch-somatische Beschwerden: z. B. bei einer Chemotherapie: bedeutend weniger Übelkeit oder Erbrechen.

Die Methode

Progressive Muskelrelaxation heißt wörtlich übersetzt: fortschreitende Muskelentspannung. Manchmal findet man in der Literatur auch den Begriff »Tiefenmuskelentspannung«.

Beide Ausdrücke meinen das Gleiche: eine einfach zu erlernende, in vielen Lebenssituationen direkt einsetzbare und hoch wirksame Technik. Es klingt zunächst paradox: Sie sollen durch gezielte Muskelanspannung (Eu-Spannung®) entspannen. Das »Arbeitsprinzip« lautet: Kommen Sie zur Ruhe, spannen Sie an, lassen Sie wieder los, und spüren Sie der gerade erlebten Entspannung nach.

Wenn Sie zu den Menschen gehören, denen psychische beziehungsweise psychologische Verfahren zu »soft« erscheinen, oder wenn Sie ein hohes Muskelspannungsniveau besitzen, dann ist die Progressive Muskelrelaxation genau das Richtige für Sie. Vorteil dieser Entspannungsmethode: Jeder kann die Übungen, einmal erlernt, ohne bestimmte körperliche Voraussetzungen und ohne Hilfsmittel fast überall und unter relativ einfachen Bedingungen im Liegen, Sitzen oder Stehen durchführen.

Und so funktioniert's

Der Kern der Progressiven Muskelrelaxation, der kein suggestiver Ansatz wie beispielsweise dem Autogenen Training zugrunde liegt, ist simpel: Jede Übung beginnt mit der Anspannung, was dazu dienen soll, die Muskelspannung anschließend unter das üblicherweise herrschende Grundniveau zu senken. Sie können sich dies am besten mit dem Bild eines Pendels vorstellen, das erst in die eine Richtung gezogen wird, um dann mühelos und ganz von selbst in die andere Richtung auszuschlagen.

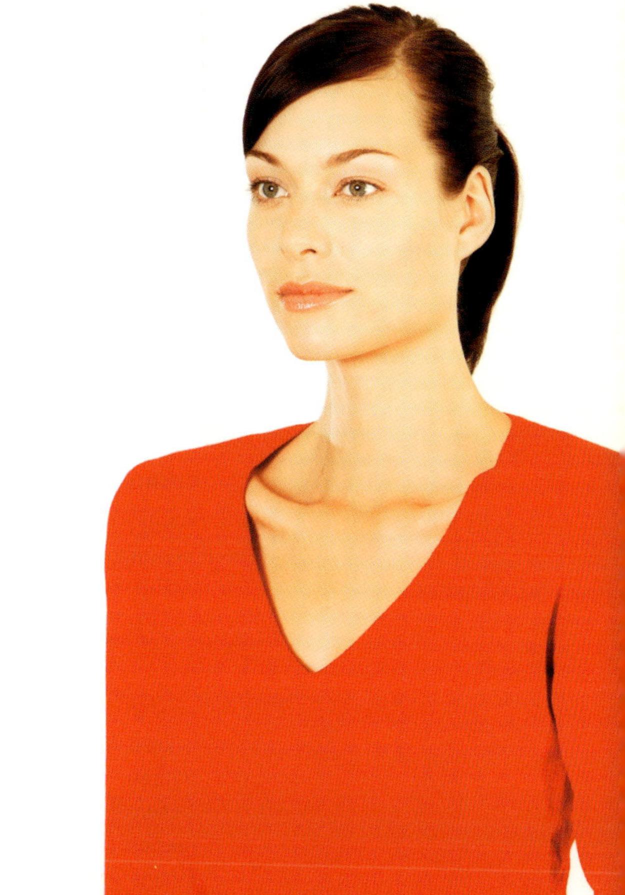

Im Alltag sind wir oft verspannt und ziehen unbewusst die Schultern hoch. Das muss nicht sein!

In einer bestimmten Reihenfolge werden nach diesem Prinzip alle Muskelgruppen des Körpers angespannt und abrupt wieder gelockert. Dieser Vorgang geschieht bewusst und gezielt. Einer kurzen Phase von 5 bis 7 Sekunden der Muskelanspannung folgt eine längere Phase der Entspannung von 30 bis 60 Sekunden.

Um eine erste Idee von dieser Art der Entspannung zu bekommen, machen Sie einmal folgende kleine Übung: Ziehen Sie die Schultern hoch, halten Sie die Anspannung für etwa 5 Sekunden und lassen Sie dann wieder locker. Spüren Sie den Unterschied? Eine wichtige Rolle beim Üben spielt nämlich auch Ihre Aufmerksamkeit. Sie sollte immer auf die unterschiedlichen Empfindungen vor, während und nach der Muskelanspannung gerichtet sein. Denn je differenzierter Sie diese verschiedenen Zustände unterscheiden können, desto geschulter wird Ihre Selbstwahrnehmung. So können Sie später auch in Alltagssituationen auftretende psychische Anspannung und physische Verspannung immer früher erkennen und rechtzeitig mit kurzen Entspannungsübungen gegensteuern.

Wenn Sie beim Üben gezielt Spannung loslassen, bezieht sich das immer auf die Skelettmuskulatur, also zum Großteil die Muskeln, die Sie durch Tasten an Ihrem Körper fühlen und bewusst anspannen können. Ihr folgend entspannt sich bei fortgeschrittenem

Wann lieber nicht üben?

Trotz der großen Zahl positiver Einsatzmöglichkeiten gibt es auch ein paar wenige Krankheitsbilder, bei denen nicht geübt werden sollte – oder nur mit geringerer Intensität, siehe dazu auch Seite 50.
Zu diesen Krankheitsbildern gehören: Hexenschuss, Muskelentzündung, Arthritis, schwerer Bluthochdruck, schwere Herzmuskelschwäche, Aortenaneurysma sowie schwere Depressionen und Schizophrenie.
Auch wenn Sie nicht ausschließen können, dass Ihre Verspannungen oder Schmerzen organische Ursachen haben, suchen Sie unbedingt einen Arzt auf, bevor Sie sich ans Üben machen! Bei plötzlich auftretenden oder chronischen Rückenschmerzen oder bei Schmerzen, die in die Beine und/oder die Arme ausstrahlen, ist ebenfalls ein Arztbesuch angezeigt.
Schmerzpatienten finden im Anschluss an die Grundübungen (Seite 50) ein spezielles Programm, das optimal auf ihre Bedürfnisse zugeschnitten ist.

Training aber auch die bereits erwähnte Muskulatur der inneren Organe; die positiven Aspekte davon finden Sie im runden »Kasten« auf Seite 15. Gleichzeitig werden Sie spüren, dass Sie während der körperlichen Entspannung auch psychische Zustände der Erregung, Anspannung, Angst usw. auf Dauer gar nicht aufrechterhalten können.
Doch die Wirkung der Progressiven Muskelentspannung geht über den momentanen Entspannungseffekt hinaus. Durch regelmäßiges und richtiges Üben geschehen nämlich ganz grundsätzliche positive Veränderungen im Körper. So nimmt die Aktivität des Sympathikus ab, also jenes Teils des vegetativen Nervensystems, der unseren Kampf-oder-Flucht-Reflex steuert. Gleichzeitig wird der Parasympathikus aktiviert, zuständig für Entspannung und Erholung.

Zwei Übungsebenen

Die Methode Jacobsons lässt sich in zwei Bereiche unterteilen:
1. Die Technik: Sie lernen, einzelne Muskeln beziehungsweise Muskelgruppen ganz gezielt und bewusst anzuspannen. Sie begeben sich dabei auf eine kleine Reise durch Ihren Körper, den Sie im Laufe der Zeit immer besser kennen lernen werden. Auch die richtige Dosis des Krafteinsatzes werden Sie mit der Zeit immer genauer einschätzen können. Der hübsche »Nebeneffekt«: Sie trainieren Ihre Muskulatur schonend, aber effektiv.
2. Wahrnehmungsschulung. Dazu gehört, bewusst zu atmen und eine Art »Muskelsinn« zu entwickeln. Verspannungen, die uns oft kaum oder gar nicht bewusst sind, können Sie auf Dauer immer differenzierter wahrnehmen.

Hübscher »Nebeneffekt«: Sie trainieren Ihre Muskulatur effektiv, aber schonend.

Ein paar Worte zur Atmung

Wo es um Entspannung geht, darf das Thema Atmung nicht fehlen. Denn Atemübungen sind ein erprobter Weg, um die Aufmerksamkeit vom Außen – und damit auch von Hektik, Stress und den Problemen des Alltags – nach innen zu lenken und so ruhiger und gelassener zu werden.
Sich mit der Atmung zu beschäftigen, ist auch deshalb so wichtig, weil sie ein Spiegel unserer Befindlichkeit ist.

Oft atmen wir zu flach – und unsere Muskeln werden nicht ausreichend mit Sauerstoff versorgt.

An der Atemfrequenz erkennt man nicht nur körperliche Belastungen, sie sagt auch etwas über unser aktuelles seelisches Befinden aus.
Der Atem kann ins Stocken geraten, wenn wir aufgeregt sind. Angst kann uns den Atem verschlagen. Wir können Zorn kontrollieren, indem wir die Luft anhalten. Angeber können sich aufblasen. »Jetzt muss ich erst mal tief durchatmen«, sagen wir, wenn ein Schreckmoment oder eine Stresssituation vorüber ist. »Mir bleibt die Luft weg!« heißt, dass wir empört oder entsetzt sind. »Ich kann endlich wieder frei atmen!« sagen wir, wenn eine Belastung von uns genommen wird. Doch das Ganze funktioniert auch umgekehrt. Indem wir willentlich unsere Atmung beeinflussen, sie ruhig und gleichmäßig werden lassen, können wir unser Befinden verbessern. Normalerweise geschieht das Atmen automatisch, unwillkürlich. Ohne auch nur einen Gedanken daran zu verschwenden, atmen wir ein und aus. Nichtsdestotrotz können und sollten Sie richtiges Atmen üben. Atemübungen, wie Sie sie am Ende dieses Buches finden, haben zum Ziel, den Atemvorgang bewusst zu machen und zu intensivieren. Denn atmen wir flach, wie das im Alltag häufig der Fall ist, wird die Muskulatur nur unzureichend mit Sauerstoff versorgt und kann nicht sehr effektiv arbeiten. Das gilt natürlich auch für die Muskelarbeit bei der Progressiven Muskelentspannung.
Hier sollten Sie während der gesamten Übungszeit kontrolliert und regelmäßig atmen, um eine ausreichende Sauerstoffzufuhr zu gewährleisten. Das schützt auch vor Muskelkater.
Jede Atemübung stärkt überdies die natürliche Atmung – sei es tagsüber, wenn wir gar nicht daran denken, oder im Schlaf, wenn wir sie gar nicht beeinflussen können. Die natürliche Atmung läuft in folgendem Dreierrythmus ab: Einatmen – Pause – Ausatmen. Fehlt die Pause, dann atmet man hektisch.
Die leicht rhythmische Atmung, wie sie beispielsweise in den ab Seite 66 dargestellten Übungen des Taiji Qigong, einer Variante des chinesischen Gesundheitssystems Qigong, geübt wird, hat zudem eine massierende Wirkung auf den Magen-Darm-Trakt, fördert allgemein die Durchblutung und erfrischt, belebt und stärkt so zusätzlich den gesamten Organismus.

Rund ums Üben

Bevor Sie das erste Mal die Basisübungen ausprobieren, hier noch ein paar hilfreiche Anmerkungen und Tipps zum erfolgreichen Üben.

Geduld und das rechte Maß

Die geschilderten gesundheitlichen Vorteile sind zahlreich. Aber sie treten selten sofort nach Übungsbeginn auf. Obwohl Sie für das Erlernen der Progressiven Muskelentspannung in aller Regel weniger Übungszeit als für andere Entspannungsverfahren benötigen, sollten Sie dennoch eine Portion Geduld mitbringen. Ihr Körper muss die Entspannung erst verinnerlichen, und eine »Systemumstellung«, die Sie eventuell nach Jahren der Fehlbelastungen oder der Überforderung einleiten wollen, braucht natürlich ihre Zeit. Üben Sie daher nicht noch zusätzlichen Druck auf sich aus, indem Sie mit zu hohen Anfangserwartungen an die Sache herangehen. Sie üben die Progressive Muskelentspannung ja gerade deswegen, weil Sie diesen Teufelskreis durchbrechen wollen! Lassen Sie die Entspannung daher einfach geschehen. Sie können das Entspannungsgefühl nicht herbeizwingen, aber Sie können getrost darauf vertrauen, dass es sich früher oder später einstellen wird.

Wichtig fürs Gelingen ist auch die innere Einstellung: Wenn Sie üben, dann tun Sie's für sich, für Ihr Wohlbefinden, für Ihre Gesundheit! Ein gesundes Maß an Egoismus ist hier durchaus angebracht. Ihrem Partner, Ihrer Familie, Freunden und Kollegen kommt Ihre neu erlangte harmonische Seelenlage früher oder später ohnehin zugute.

Haben Sie Rückenprobleme, empfiehlt es sich, zunächst einen Arzt zu konsultieren. Ist Ihr Rücken gesund, können Sie gleich mit dem Üben beginnen. Vermutlich werden Sie bald einen tiefen Entspannungszustand erreichen können. Achten Sie jedoch anfangs darauf, deutlich unter Ihrer Belastungsgrenze zu bleiben, um nicht übers Ziel hinauszuschießen. Allgemein gilt: Die Anspannung ist dann richtig, wenn sie sich gut anfühlt. Wichtig ist auch, nicht gepresst zu atmen und nicht die Zähne zusammenzubeißen. Beides kann leicht passieren, wenn man sich ausschließlich

Die Anspannung ist dann richtig, wenn sie sich gut anfühlt.

auf die Muskelanspannung konzentriert – und darüber vergisst, natürlich zu atmen, zu entspannen und wieder bewusst in sich hineinzuspüren. Das führt dann leicht zu Verkrampfungen der betreffenden Muskeln, und es können Kopfschmerzen entstehen.
Um erfolgreich üben zu können, müssen Sie sich vor allem beim Einstieg in die Progressive Muskelentspannung am besten täglich etwas Zeit freischaufeln, die nur Ihnen und dem Üben gehört. Denn dass man in Hektik und Zeitnot nicht lernen kann, sich zu entspannen, versteht sich von selbst. Äußerst hilfreich ist es, zu einer festen Uhrzeit zu üben, denn so stellen sich Ihr Körper und Ihre Psyche noch leichter und schneller auf den neuen Entspannungszustand ein.
Und noch eins: Es mag paradox klingen, aber um zu entspannen, dürfen Sie nicht zu angespannt sein. Tatsächlich ist es vor allem bei Ihren ersten Entspannungsversuchen wichtig, beispielsweise nicht in völlig gestresster, gereizter oder wütender Stimmung zu üben. Auch sollten Sie vorher keine üppige Mahlzeit einnehmen, allerdings auch nicht mit knurrendem Magen beginnen.

Üben Sie niemals in Hektik und Zeitnot! Das kann gar nicht funktionieren.

Was braucht's zum Üben?

Suchen Sie für Ihr Übungsprogramm einen möglichst ruhigen, wohltemperierten, gemütlich eingerichteten Raum aus. Ziehen Sie sich zurück, sagen Sie Ihrer Familie oder anderen Mitbewohnern, dass Sie für eine gewisse Zeit nicht gestört werden möchten, stellen Sie den Anrufbeantworter an. Sollten Sie nicht mit der beiliegenden CD üben, wählen Sie nach Wunsch meditative, beruhigende Hintergrundmusik aus.
Bald können Sie dann üben, wo immer Sie wollen: unmittelbar nach dem Wachwerden im Bett, am Arbeitsplatz, in der Küche, beim Fernsehen, auf Geschäftsreise, bei einer Besprechung oder Konferenz … Auf Seite 75 finden Sie Hinweise zu Übungen, die Sie von außen völlig unbemerkt machen können.

Hilfsmittel

Da die Grundübungen zuerst im Liegen gemacht werden, brauchen Sie eine Liege oder, wenn Sie lieber auf dem Boden liegen und üben, eine Isomatte oder Wolldecke.

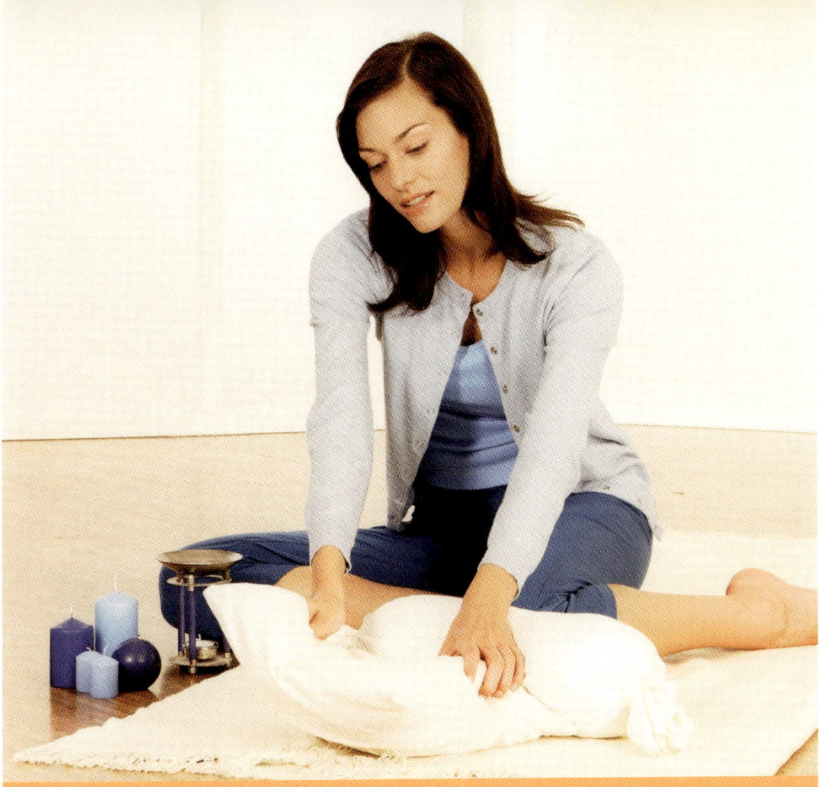

Die Wahl des Übungsplatzes ist nicht unwichtig. Sie sollen sich dort richtig wohl fühlen.

Um den Nacken zu stützen und für die Kniekehlen – um die Lendenwirbelsäule in die richtige Position zu bringen – eignen sich zwei kleine Kissen, zusammengerollte Handtücher oder Nackenrollen (siehe »Richtig hinlegen und liegen«, Seite 29).
Um locker und entspannt üben zu können, ist auch die passende Kleidung hilfreich. Sie sollte keinesfalls einengen, sondern bequem und nicht zu schwer sein, damit Sie frei atmen und sich bewegen können. Falls Sie leicht kalte Füße bekommen, ziehen Sie am besten ein Paar dicke Wollsocken an.

Wie oft und wie lange üben?

Am schnellsten können Sie von der Progressiven Muskelrelaxation profitieren, wenn Sie regelmäßig üben, anfangs am besten täglich. Denn auch Muskeln müssen »lernen«, und das dauert seine Zeit. Dafür ist der Effekt dann von Dauer – vorausgesetzt, sie frischen die Erfahrung auch später regelmäßig auf.
Kontinuierlich zu üben ist also wichtig, um Ihren Muskeln zu signalisieren, dass sie einerseits mehr Kraft ent-

wickeln, sich andererseits aber schneller und effektiver entspannen sollen. Planen Sie daher für die ersten drei bis vier Wochen des Übens täglich etwa 30 bis 60 Minuten ein. Im fortgeschrittenen Stadium reichen dann 5 bis 10 Minuten.

Halten Sie sich während der ersten Wochen an das gleich bleibende Übungsschema aus dem Basisprogramm (wie ab Seite 30 beschrieben). Wichtig ist in jedem Fall, dass Sie »dranbleiben« und so oft wie möglich üben, weniger wichtig ist die Zahl der Wiederholungen oder wie viel Kraft Sie jeweils beim Muskelanspannen aufwenden. Gehören Sie dann nach etwa einem Monat zu den Fortgeschrittenen, können Sie die erworbenen Fähigkeiten zu jeder Zeit und an jedem Ort, ganz nach Bedarf in Ihren Tagesablauf einfließen lassen.

Sie werden bald feststellen, dass Sie ein gutes, einmal erreichtes Trainingsniveau dann leicht halten können, wenn Sie etwa jeden zweiten Tag 5 bis 10 Minuten lang ausgewählte Übungen aus dem Gesamtprogramm durchführen. Auf der beiliegenden CD finden Sie dazu Unterstützung und Inspiration.

Üben mit Buch und CD

In den ersten Wochen werden Sie die Progressive Muskelentspannung zunächst in der kompletten »Langform« im Liegen ausführen, wie sie im nächsten Kapitel beschrieben wird. Das heißt, dass 16 verschiedene Muskelgruppen beziehungsweise Regionen Ihres Körpers nacheinander »durchgearbeitet« werden. Danach können Sie auch die komprimierten Formen aus dem dritten Kapitel praktizieren, bei denen mehrere Muskelpartien gleichzeitig an- und entspannt werden, wofür Sie natürlich wesent-lich weniger Zeit benötigen. Daher sind diese Übungen optimal für zwischendurch geeignet. Ebenfalls für kleine Pausen oder einfach zur Abwechslung sind die Übungen im Sitzen und Stehen (ab Seite 57) gedacht. Abgerundet wird Ihr Übungsprogramm durch Atemübungen aus dem Taiji Qigong, die Sie am Schluss des dritten Kapitels finden. Sie sind dazu geeignet, Ihr Üben jederzeit zu erweitern und zu vertiefen. Denn je bewusster und intensiver Sie atmen, desto effektiver wirkt auch die Progressive Muskelrelaxation.

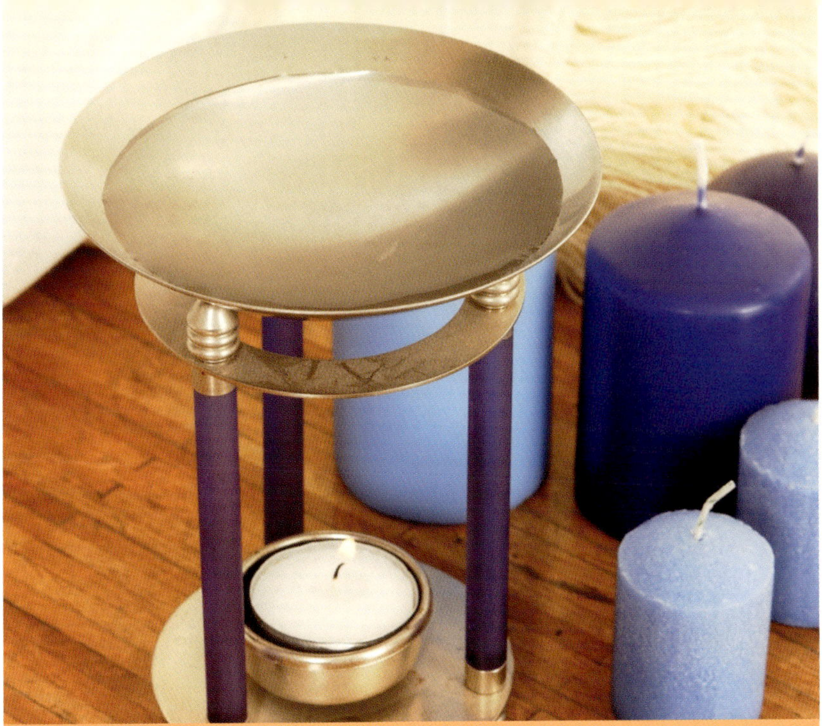

Nach ein paar Wochen können Sie überall üben. Die besten Voraussetzungen finden Sie jedoch zu Hause.

Übrigens: Wenn Sie das gesamte Programm beherrschen, sind Sie in der Lage, innerhalb von sehr kurzer Zeit zu einer tiefen Entspannung zu kommen. Und zwar immer dann, wenn Sie sie brauchen – zum Beispiel in einer akuten Stresssituation oder wenn körperliche Beschwerden auftreten. Hinweise dazu finden Sie in den Übungslisten ab Seite 73.
Bevor Sie beginnen, mit der CD zu üben, lesen Sie bitte das Buch sorgfältig durch. Denn hier werden viele Details erwähnt, die Sie auf der CD nicht finden. Auch ist es sinnvoll, zuerst ganz in Ihrem eigenen Tempo zu üben, bevor Sie sich auf den Zeitrahmen einlassen, den die CD vorgibt. Arbeiten Sie in den ersten Wochen ausschließlich mit dem Basisprogramm auf der CD. Wählen Sie die Kurzprogramme erst später, wenn Sie schneller entspannen und etwas Abwechslung ins Üben bringen wollen. Irgendwann im Fortgeschrittenenstadium, nach einigen Wochen des Übens, wird es durchaus möglich, wieder auf die CD zu verzichten. Stattdessen können Sie dann auf eine CD mit beruhigender Musik zurückgreifen, um Ihrem ganz individuellen Programm zu folgen.

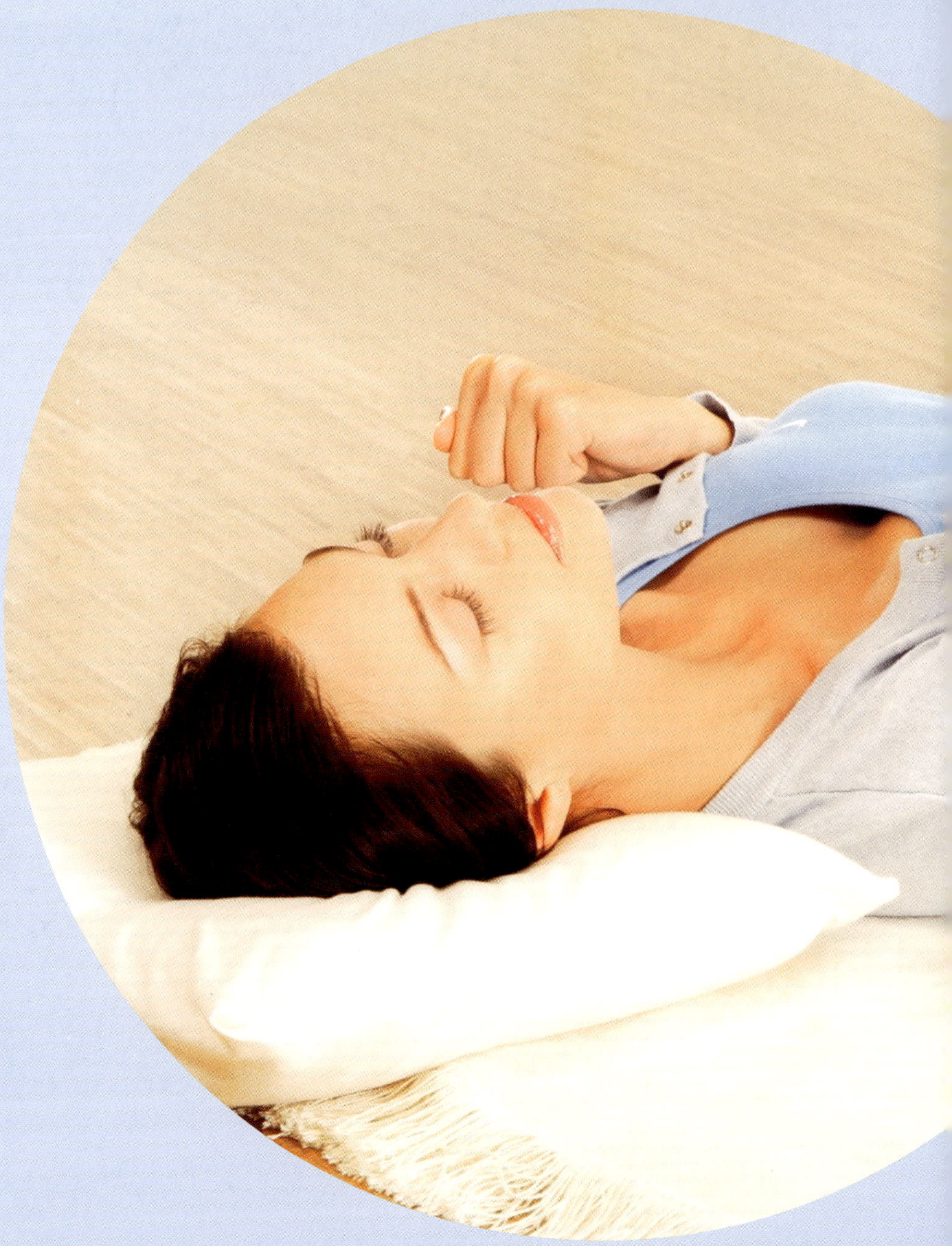

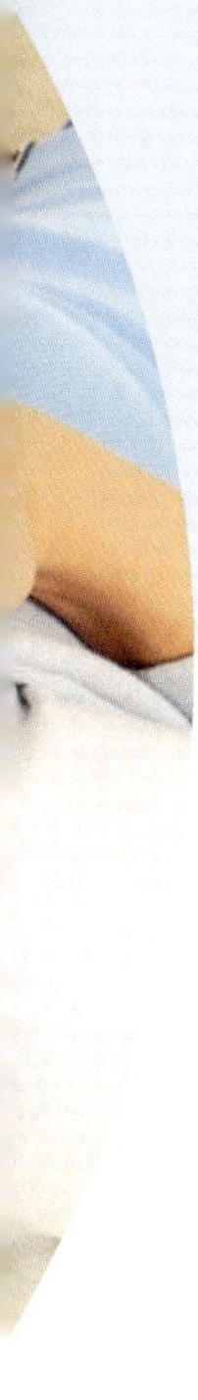

DAS BASISPROGRAMM

Das Herzstück der Progressiven Muskelentspannung sind die Grundübungen. Nehmen Sie sich vier Wochen lang täglich etwa eine halbe Stunde Zeit, um Ihren Körper von oben bis unten systematisch zu entspannen. Sie werden bald feststellen, dass das Entspannen immer leichter fällt, während die positiven Veränderungen nicht lange auf sich warten lassen: Sie gewinnen an innerer und äußerer Kraft, Sie werden gelassener und vitaler, körperliche Beschwerden können sich bessern oder sogar ganz verschwinden.

So stimmen Sie sich ein

Um sich auf die Grundübungen einzustimmen, empfehlen sich die folgenden Übungen. Sie helfen, Ihren Körper besser wahrzunehmen und so effektiver zu üben. Vor allem in den ersten drei bis vier Wochen des Trainings ist diese Einstimmung hilfreich.

WAS DIESE ÜBUNG BEWIRKT

- Sie entlasten mit dieser rückengerechten Standposition Ihre Lendenwirbelsäule.

TIPP

➤ Wenn Sie sich nicht sicher sind, ob Sie richtig stehen, stellen Sie sich mit dem Rücken an eine Tür- oder Mauerkante. Das hilft Ihnen, deutlich zu spüren, ob Ihr Körper tatsächlich von den Fersen bis zum Kopf eine gerade Linie bildet.

Richtig stehen

Richtig stehen klingt einfacher als es ist. Oft sind wir dabei angespannt und wenden zu viel Kraft auf. Das ist gar nicht nötig.

➤ Stehen Sie aufrecht mit gerader Wirbelsäule, die Füße etwa schulterbreit auseinander, die Knie leicht gebeugt. Halten Sie den gesamten Körper möglichst entspannt. Ihr Gewicht sollte gleichmäßig auf beiden Beinen ruhen, die Hüfte nicht herausgeschoben werden.

➤ Schauen Sie geradeaus, die Schultern fallen locker nach unten, die Arme sind ebenfalls entspannt. ❶

Den Atem regulieren

Die Atmung ist der erste Schritt, um zu entspannen, die Aufmerksamkeit nach innen zu lenken und bei sich selbst anzukommen. Die folgende Übung können Sie je nach Vorliebe auch gegen eine oder mehrere der Atemübungen ab Seite 66 eintauschen.

Worauf Sie besonders achten sollten

Die Knie sollten zu keinem Zeitpunkt über die Zehen hinausragen. Halten Sie die Wirbelsäule konstant aufrecht und den Kopf locker geradeaus gerichtet.

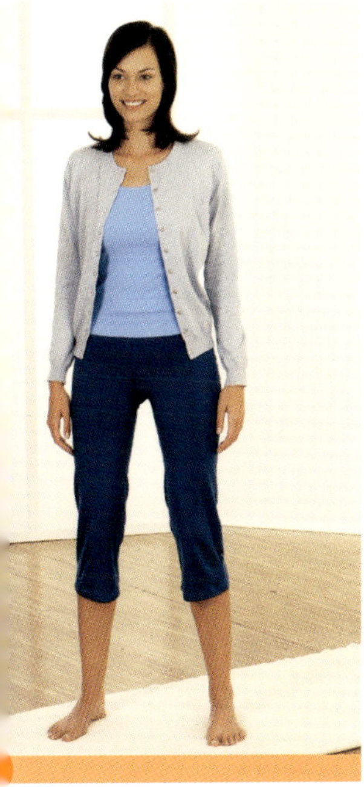

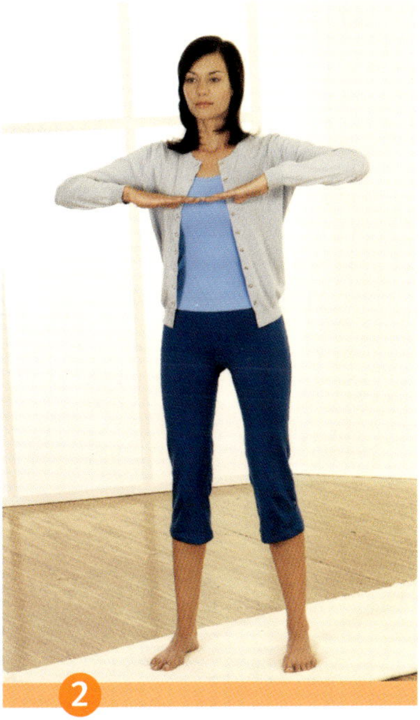

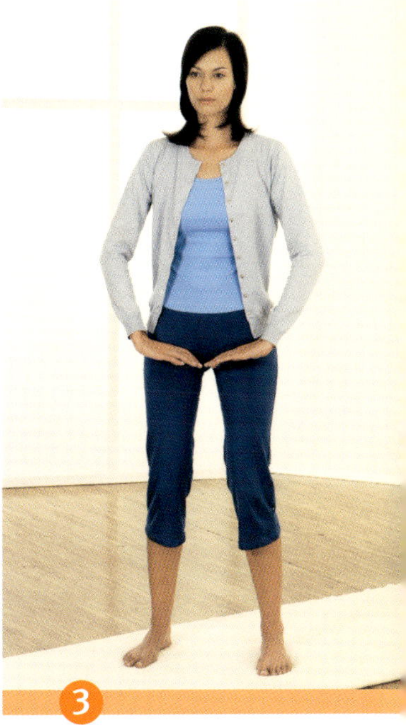

- Stehen Sie wie oben beschrieben.
- Atmen Sie ruhig und gelassen durch die Nase ein. Nehmen Sie wahr, wie die sich erwärmende Luft an den Nasenschleimhäuten und -haaren vorbeistreicht und sich dann im gesamten Bauch- und Brustraum verteilt.
- Atmen Sie durch den leicht geöffneten Mund langsam und bewusst wieder aus.
- Atmen Sie ein, und führen Sie in einer leichten Bewegung die Arme – Handflächen weisen nach unten – vor dem Körper nach oben, bis sie sich etwas über Schulterhöhe befinden. Strecken Sie gleichzeitig die Knie etwas mehr, aber bitte nicht ganz durch. 2
- Atmen Sie aus, während Sie die Hände behutsam wieder nach unten führen. Kehren Sie gleichzeitig mit den Knien in die Ausgangsposition zurück. 3
- Wiederholen Sie die Übung sechsmal.

WAS DIESE ÜBUNG BEWIRKT

- Indem Sie sich auf Ihre Atmung konzentrieren, lenken Sie die Aufmerksamkeit auf sich selbst und Ihren Körper.
- Gleichzeitig erweitern Sie durch das bewusste Atmen Ihren Atemraum.

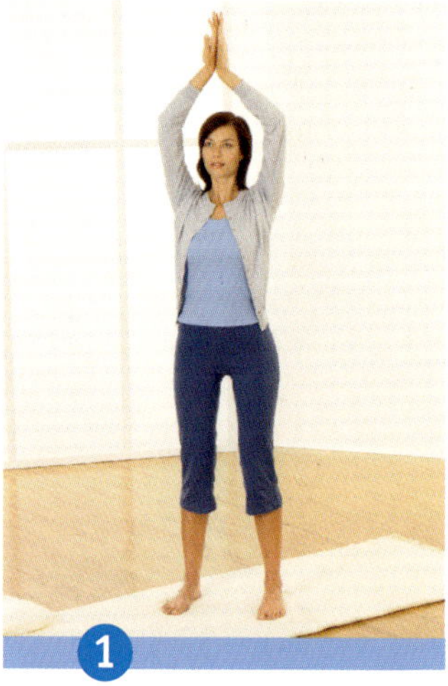

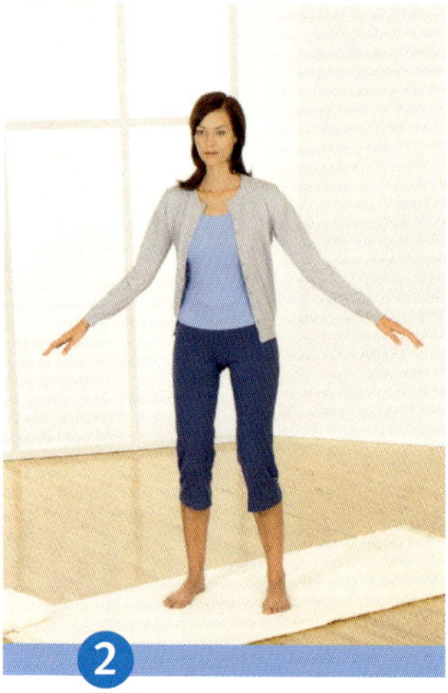

WAS DIESE ÜBUNG BEWIRKT

- Arme und Beine, aber auch der restliche Körper werden besser durchblutet. Sie merken das an dem leichten Kribbeln, das sich einstellt, wenn Sie nach der Bewegung zur Ruhe kommen.

Den Körper lockern

Die Progressive Muskelrelaxation dient nicht nur der Entspannung, sondern schult nebenbei auch Ihre Wahrnehmung. Ist der Körper locker und durchlässig, wird es nicht nur leichter, ihn wahrzunehmen, es macht auch mehr Freude.

- Stehen Sie weiterhin wie oben beschrieben.
- Ziehen Sie beim Einatmen die gefalteten Hände nach oben über den Kopf, und drehen Sie die Handflächen nach außen. (1)
- Öffnen Sie den Mund und gähnen Sie nach Herzenslust, während Sie die Arme seitwärts wieder nach unten führen. (2)
- Wiederholen Sie diesen Ablauf etwa dreimal.
- Lassen Sie Ihren Körper dann eine leichte Auf- und Abbewegung ausführen. Dabei lösen sich die Fersen in der Aufwärtsbewegung wenige Zentimeter von der Unterlage und verbinden sich in der Abwärtsbewegung wieder fest mit dem Boden.
- Wiederholen Sie auch diese Bewegung einige Male, bis Sie das Gefühl haben, gut durchgelockert zu sein.
- Bleiben Sie dann noch ein wenig ruhig stehen, und spüren Sie in Ihren Körper hinein. Merken Sie einen Unterschied zu Ihrem Körpergefühl vor dem Üben?

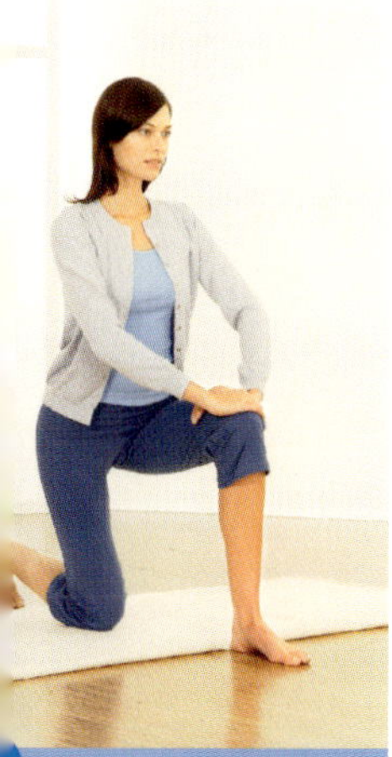

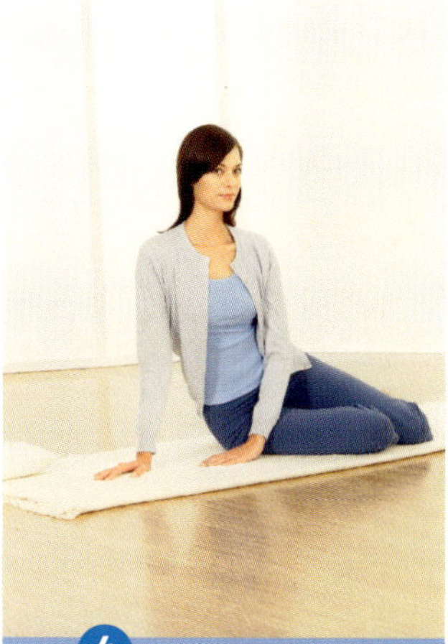

4

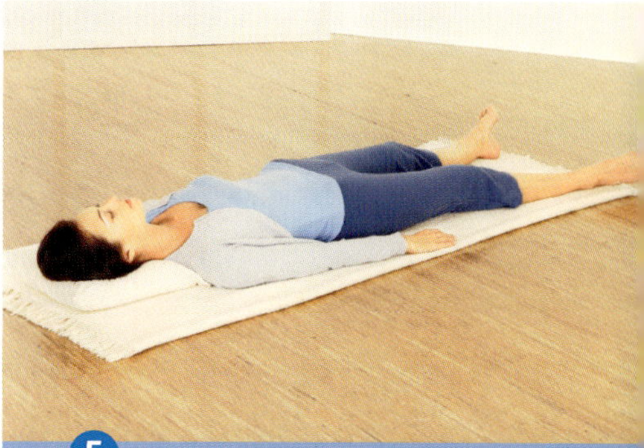

5

Richtig hinlegen und liegen

Auch das rückengerechte Hinlegen und Liegen will gelernt sein – um etwaige Beschwerden abzubauen.

- Legen Sie zwei zusammengerollte Handtücher, Nackenrollen oder kleine Kissen bereit.
- Machen Sie einen großen Schritt auf Ihre Unterlage, und knien Sie mit dem hinteren Bein nieder, während der Oberkörper gerade bleibt. ❸ Kommen Sie in den Vierfüßlerstand, indem Sie das vordere Bein neben das hintere bringen. Setzen Sie sich seitlich ab ❹, legen Sie sich langsam auf die Seite und drehen Sie sich auf den Rücken.
- Liegen Sie locker und möglichst gerade. Die Füße fallen leicht auseinander, die Arme liegen parallel zum Körper, die Handflächen weisen zum Boden. ❺ Wie ist die Lage Ihrer Lendenwirbelsäule? Sie sollte Bodenkontakt haben. Prüfen Sie das, indem Sie versuchen, eine Hand zwischen Lendenbereich und Unterlage zu schieben. Gelingt das, so unterstützen Sie die Kniekehlen. Dadurch kippt das Becken etwas nach vorn und die Lendenwirbelsäule sollte nun vollständig Bodenkontakt haben.
- Stützen Sie nach Bedarf auch die Halswirbelsäule.

WAS DIESE ÜBUNG BEWIRKT

- Sie schonen die häufig überbeanspruchte Hals- und Lendenwirbelsäule und üben mit optimaler Ergonomie.

Die Grundübungen

Nehmen Sie sich in den kommenden drei bis vier Wochen möglichst jeden zweiten Tag, besser noch täglich etwa eine halbe Stunde Zeit, um die nun folgenden Grundübungen durchzuführen. Üben Sie in Ihrem »Wohlfühlraum« im Liegen auf einer bequemen Unterlage.

Auf der CD
Track 2

WAS DIESE ÜBUNG BEWIRKT

- Die Muskeln von Fingern, Händen und Unterarmen werden gekräftigt und besser durchblutet.
- Eventuelle Verkrampfungen werden schnell gelöst.

Ballen Sie die Faust

Einseitige Belastungen der Hände und Arme führen, beispielsweise durch langes Arbeiten am PC oder an einer Registrierkasse, zur Überanstrengung der entsprechenden Muskulatur. Aber auch psychische Anspannung kann sich in unbewusst geballten Fäusten ausdrücken.

Worauf Sie besonders achten sollten

Konzentrieren Sie sich auf die aktive Hand. Atmen Sie ruhig und gelassen weiter. Vermeiden Sie eine Pressatmung und anfänglich eine zu starke Anspannung mit zu hohem Kraftaufwand. Lassen Sie alle anderen Muskeln locker und schwer auf der Unterlage liegen. Entspannen Sie auch das Gesicht und die Kiefermuskulatur.

- Beginnen Sie mit der dominanten Hand: als Rechtshänder mit der rechten, als Linkshänder mit der linken Hand.
- Schließen Sie sanft die Augen.
- Ballen Sie die Hand in einer mittleren Anspannung zur Faust. (1)
- Halten Sie die Anspannung 5 bis 7 Sekunden lang, während Sie ruhig und gelassen weiteratmen.
- Lösen Sie die Spannung abrupt.

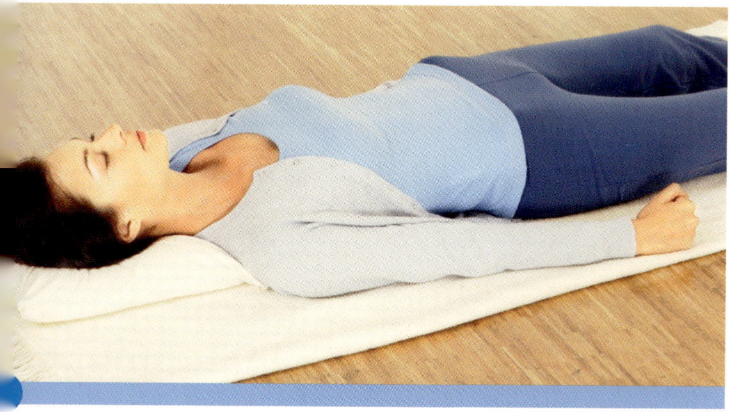

- Lassen Sie die Hand locker und entspannt liegen.
- Spüren Sie den unterschiedlichen Empfindungen während der bewussten Anspannung und der plötzlichen Entspannung nach. Verweilen Sie dabei mit Ihrer Aufmerksamkeit in der gerade angespannten Muskulatur Ihrer dominanten Hand, der Finger und des Unterarms.
- Wandern Sie mit Ihrer Aufmerksamkeit durch die einzelnen Finger und ins Handinnere. Versuchen Sie, einzelne Muskelfasern noch mehr loszulassen.
- Lassen Sie alle Anspannung entweichen, nach und nach, mehr und mehr, lassen Sie alles ganz entspannt und gelöst werden.
- Wiederholen Sie diese Übung nach etwa 1 Minute. Spüren Sie der erlebten Entspannung erneut etwa 1 Minute lang nach.

TIPP

- Wundern Sie sich nicht, falls die Hand beim Anspannen zu zucken beginnt. Dies ist meist ein gutes Zeichen, das sich bald legen wird. Spannen Sie die Hand in diesem Fall erneut an und lassen Sie sie wieder los.

Variante: Spreizen Sie die Finger

- Spreizen Sie die Finger mit mittlerer Anspannung. 2 Halten Sie die Spannung für 5 bis 7 Sekunden. Lösen Sie sie dann abrupt.
- Spüren Sie dem Unterschied zwischen An- und Entspannung etwa 1 Minute lang nach.
- Wiederholen Sie die Übung noch einmal.

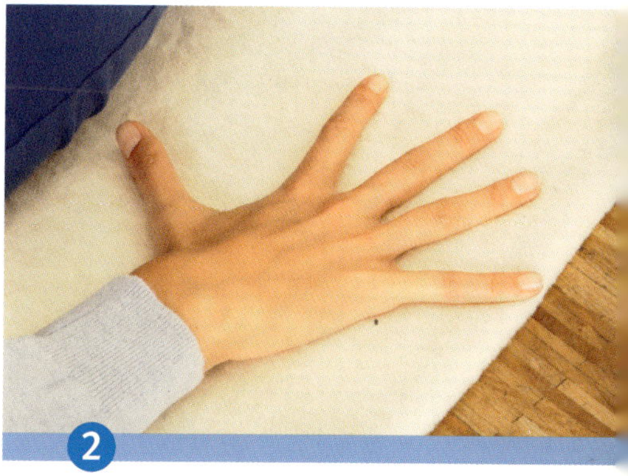
2

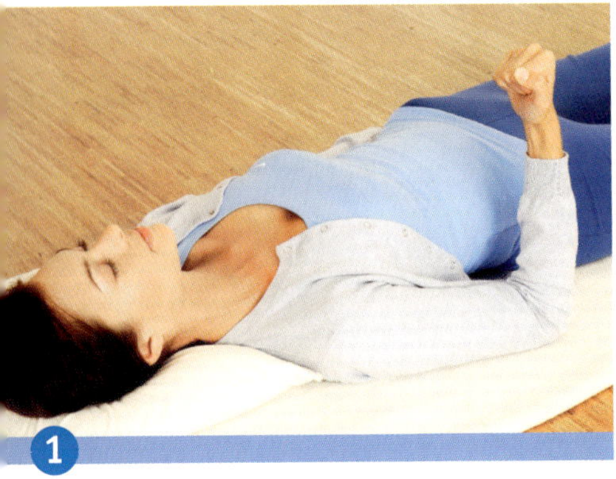

1

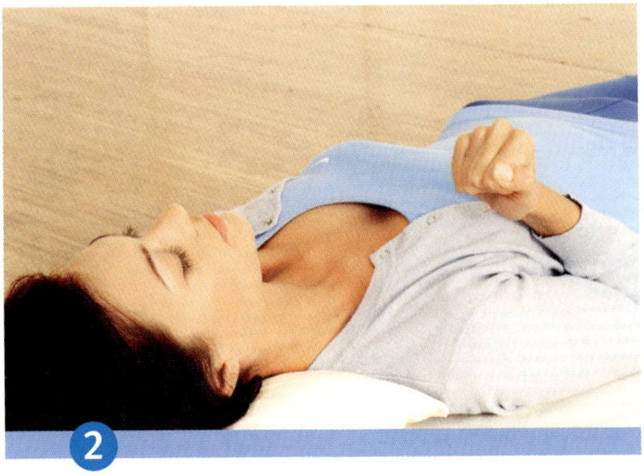

2

Auf der CD
Track 2

WAS DIESE ÜBUNG BEWIRKT

- Die Muskeln der Hand, des Unterarms, des Oberarmbeugers sowie des Bizeps werden gekräftigt und besser durchblutet.
- Verspannungen und Verkrampfungen in den Armen können sich lösen.

Lassen Sie die Oberarmmuskeln spielen

Auch unsere Oberame sind häufig verkrampft, ohne dass wir dies groß bemerken. Gönnen Sie ihnen etwas Aufmerksamkeit.

Worauf Sie besonders achten sollten

Der Oberarm sollte während des Übens ganz ruhig und möglichst entspannt auf der Unterlage liegen bleiben.

- Ballen Sie erneut die dominante Hand zur Faust, und winkeln Sie den dazugehörigen Unterarm in mittlerer Anspannung an. Lassen Sie den Oberarm dabei senkrecht nach oben 1 oder schräg in Richtung Schulter 2 zeigen.
- Halten Sie die Anspannung 5 bis 7 Sekunden, während Sie ruhig und gleichmäßig weiteratmen.
- Lösen Sie die Spannung abrupt und legen Sie den Arm locker ab.
- Spüren Sie dem Unterschied zwischen An- und Entspannung in Hand, Unter- und Oberarm nach. Lassen Sie nach und nach alle Anspannung entweichen, alles ganz entspannt und gelöst werden.
- Nehmen Sie sich dafür etwa 1 Minute Zeit.
- Wiederholen Sie die Übung und spüren Sie erneut nach.
- Führen Sie nun die Übung »Die Faust ballen« und diese Übung für den Arm auch mit der nicht dominanten Seite aus.

TIPP

- Nach Wunsch können Sie den gebeugten Unterarm auch gegen einen feststehenden, massiven Gegenstand drücken.

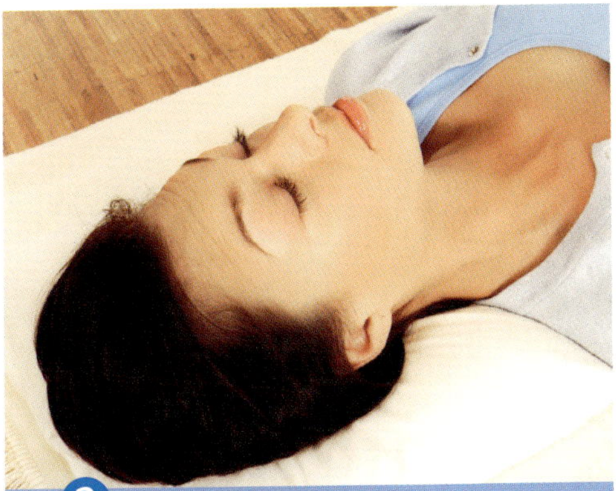

3

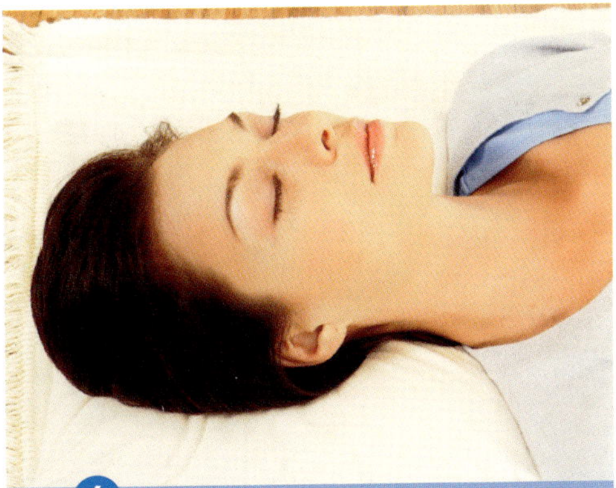

4

Stirnfalten adieu!

Stirnfalten signalisieren häufig eine starke unbewusste Anspannung des gesamten Körpers, welche wiederum ein Ausdruck seelischer Spannungen sein kann. Die folgende Übung sorgt für Entspannung auf beiden Ebenen – und, wenn Sie regelmäßig üben, für eine schöne, glatte Stirn.

Worauf Sie besonders achten sollten

Der gesamte Körper bleibt während dieser Übung ruhig und entspannt – auch die übrigen Gesichtsmuskeln! Wenden Sie Ihre Aufmerksamkeit ausschließlich der Stirn zu.

- Ziehen Sie die Augenbrauen hoch, wodurch Sie die Stirn in Falten legen. Halten Sie die Anspannung 5 bis 7 Sekunden lang, während Sie ruhig weiteratmen. ❸
- Lösen Sie die Anspannung abrupt.
- Spüren Sie dem Unterschied zwischen An- und Entspannung im Bereich von Augenbrauen und Stirn etwa 1 Minute nach.
- Lassen Sie alle Anspannung entweichen, nach und nach, mehr und mehr, lassen Sie alles ganz entspannt und gelöst werden. ❹
- Wiederholen Sie die Übung noch einmal.

Auf der CD
Track 3

WAS DIESE ÜBUNG BEWIRKT

- Die Stirnhaut wird besser durchblutet. Vorhandene Falten können sich dadurch nach einigen Monaten des Übens glätten oder sogar vollständig verschwinden.

TIPP

- Statt die Augenbrauen hochzuziehen können Sie hier auch die Augen zukneifen.

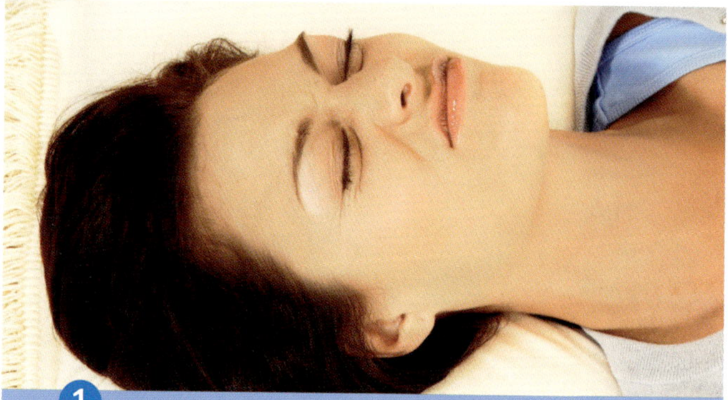

1

Auf der CD
Track 4

WAS DIESE ÜBUNG BEWIRKT

- Die obere Wangenmuskulatur wird gelockert, entspannt und gleichzeitig gekräftigt.
- Auch die Muskeln um die Nase herum werden gestärkt und besser durchblutet, sodass sich die untere Wangenpartie ebenfalls entspannen kann.

Rümpfen Sie die Nase

Manchmal müssen wir höflich und freundlich sein, obwohl uns gar nicht danach zumute ist. Dadurch verspannt sich unser Gesicht. Indem Sie die Muskulatur der Nase und damit der oberen Wangenpartie entspannen, lassen Sie Ihre Züge wieder lebendig werden.

Worauf Sie besonders achten sollten

Versuchen Sie, auch bei dieser Übung durch die Nase einzuatmen, auch wenn es etwas schwerer fällt. Lassen Sie die restlichen Gesichtsmuskeln ganz entspannt.

- Schließen Sie die Augen. Lenken Sie Ihre Aufmerksamkeit auf die Nase und rümpfen Sie sie, indem Sie sie leicht hochziehen. 1
- Halten Sie die Anspannung fünf bis sieben Sekunden lang, während Sie ruhig weiteratmen.
- Lösen Sie die Anspannung abrupt, und spüren Sie dem Gefühl der Entspannung nach: Spüren Sie, wie die Anspannung der betroffenen Nasenhaut und der Haut der oberen Wangenpartie langsam immer weniger, wie die Haut wieder glatt wird.
- Lassen Sie alle Anspannung entweichen, nach und nach, mehr und mehr, lassen Sie alles ganz entspannt und gelöst werden.
- Wiederholen Sie die Übung nach 1 Minute des Nachspürens.

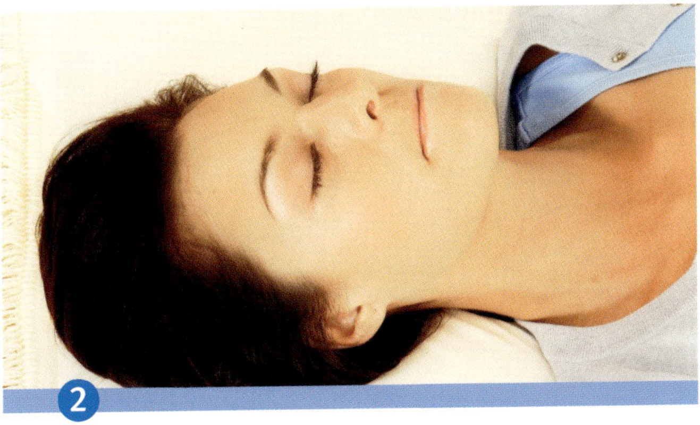

Riskieren Sie eine lockere Lippe

Viel zu oft beißen wir die Zähne zusammen, um in einer Situation durchzuhalten, die uns eigentlich überfordert. Die Folge sind verspannte Muskeln im gesamten Mundraum und Kieferbereich und oft auch nächtliches Zähneknirschen.

Worauf Sie besonders achten sollten

Diese Übung verleitet häufig dazu, die Zähne aufeinander zu beißen. Doch genau das sollten Sie unbedingt vermeiden. Beißen Sie sich auch nicht auf die Lippen. Atmen Sie ausnahmsweise durch die Nase aus, denn der Mund bleibt geschlossen.

- Lenken Sie Ihre Aufmerksamkeit auf Ihren Mund. Drücken Sie die Zunge leicht gegen den Gaumen, während Sie die Lippen leicht aufeinander pressen. Halten Sie die Anspannung 5 bis 7 Sekunden. ❷
- Entspannen Sie abrupt, während Sie ruhig weiteratmen.
- Spüren Sie, wie die Spannung aus Mund- und unterer Wangenmuskulatur mehr und mehr entweicht. Lassen Sie nach und nach alle Anspannung gehen, bis alles ganz entspannt und gelöst ist. Dabei können sich die Lippen leicht öffnen.
- Wiederholen Sie die Übung nach etwa 1 Minute.

Auf der CD
Track 5

WAS DIESE ÜBUNG BEWIRKT

- Mund- und Kinnmuskulatur wird gelockert und gelöst.
- Entspannung breitet sich über das ganze Gesicht bis hin zur Kopfhaut aus.

Auf der CD
Track 6

WAS DIESE ÜBUNG BEWIRKT

- Die stark beanspruchten Halsmuskeln werden mit der Zeit ganz locker und gelöst.
- Damit können allmählich auch Kopfschmerzen verschwinden, die durch eine Fehlhaltung und Überbelastung der Halswirbelsäule entstehen.

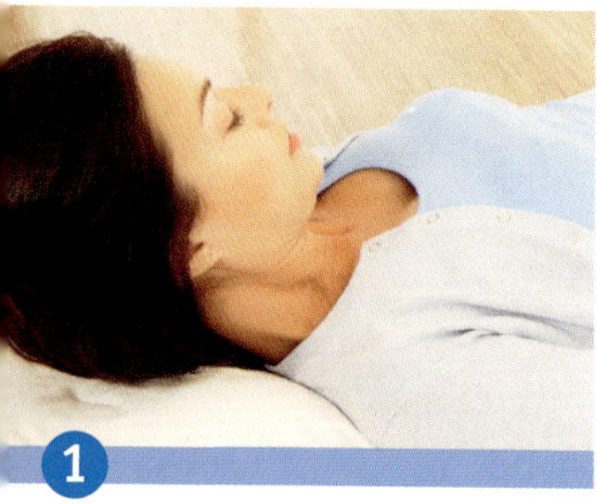
1

Befreien Sie den Nacken

Psychische Spannungen, verursacht durch den alltäglichen Stress sowie Fehlhaltungen am Arbeitsplatz, äußern sich häufig durch einen stark verspannten Nacken. Lassen Sie die Nackenmuskulatur los, kann das umgekehrt zu einer allgemeinen Entlastung und gestärktem Wohlbefinden führen.

Worauf Sie besonders achten sollten

Die Halswirbelsäule ist neben der Lendenwirbelsäule der empfindlichste und häufig stark belastete Teil unseres Skeletts. Führen Sie daher die folgende Bewegung sanft und vorsichtig aus. Bringen Sie den Kopf nur so weit zum Brustbein, bis Sie ein leichtes Ziehen im Nackenbereich spüren.

- Schließen Sie die Augen, und richten Sie Ihre Aufmerksamkeit nun auf Hals und Nacken.
- Bringen Sie das Kinn sanft Richtung Brustbein. Der Kopf hebt sich dabei einige Zentimeter von der Unterlage. 1
- Sie atmen ruhig und gleichmäßig weiter.
- Halten Sie die Anspannung der seitlichen und hinteren Hals- und Nackenmuskulatur 5 bis 7 Sekunden. Alle anderen Muskeln und Körperteile bleiben dabei möglichst unbeteiligt.
- Bringen Sie den Kopf langsam in die Ausgangslage zurück, und lassen Sie die Muskeln los. Spüren Sie etwa 1 Minute nach, während Sie alle verbliebene Anspannung entweichen lassen, nach und nach, immer mehr, bis alles ganz entspannt und gelöst ist.
- Bleiben Sie mit Ihrer Aufmerksamkeit in der Halsmuskulatur, und lassen Sie diese ganz kraftlos werden.
- Wiederholen Sie die Übung.

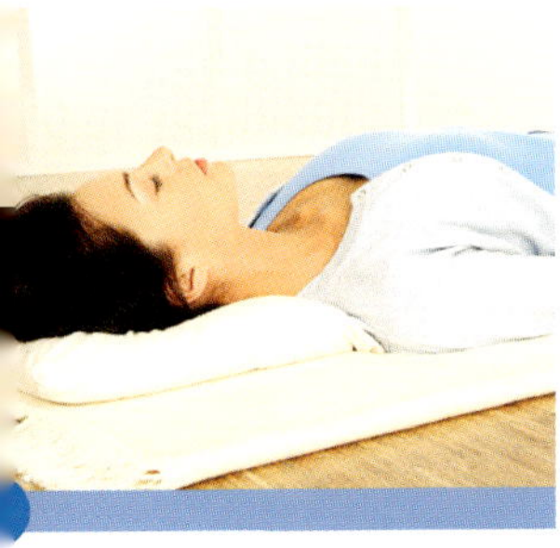

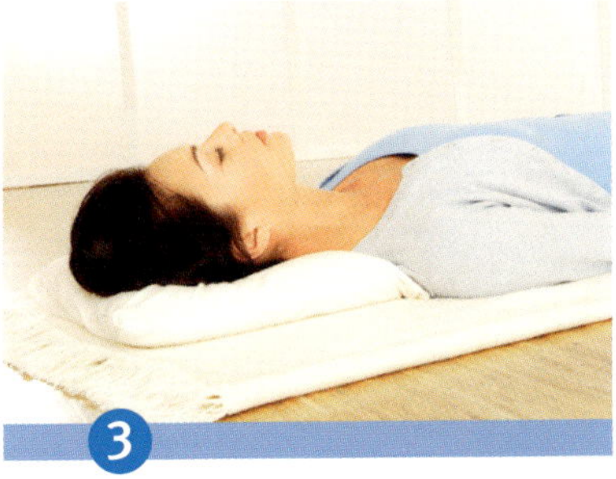

Lassen Sie ruhig mal die Schultern hängen

Nackenverspannungen rühren oft daher, dass wir unbewusst die Schultern hochziehen, was zu weiteren Verkrampfungen im Oberkörper und damit zu Unwohlsein führt. Deshalb heißt es nun: Schultern loslassen!

Worauf Sie besonders achten sollten

Lassen Sie die Schultern in dieser Grundübung nicht Richtung Ohren wandern. Die Wirbelsäule bleibt konstant aufrecht, die Knie sind immer leicht gebeugt.

- Schließen Sie die Augen, und lenken Sie Ihre Aufmerksamkeit auf die Schultermuskulatur.
- Ziehen Sie die Schultern nach unten Richtung Po, und schieben Sie dann beide Schulterblätter zur Wirbelsäule hin. Dadurch hebt sich der Oberkörper geringfügig von der Unterlage. 2
- Halten Sie die Anspannung 5 bis 7 Sekunden lang.
- Lassen Sie die Schultern abrupt wieder los, wodurch Hals- und Brustwirbelsäule auf die Unterlage »zurückfallen«.
- Lassen Sie alle Anspannung entweichen, nach und nach, mehr und mehr, lassen Sie alles ganz entspannt und gelöst werden. 3
- Genießen Sie die Entspannung – im Kontrast zur vorhergehenden Anspannung – für etwa 1 Minute.
- Wiederholen Sie die Übung noch einmal.

Auf der CD
Track 7

WAS DIESE ÜBUNG BEWIRKT

- Der gesamte Schulterbereich, der häufig durch Stress stark verspannt ist, wird schon nach kurzer Zeit des Übens entkrampft und gleichzeitig gestärkt.
- Das allgemeine Wohlbefinden wird gefördert.

Auf der CD
Track 8

WAS DIESE ÜBUNG BEWIRKT

- Die Darmtätigkeit wird angeregt und gefördert.
- Der gesamte Bauchraum kann sich entspannen, der Solarplexus erstarken.

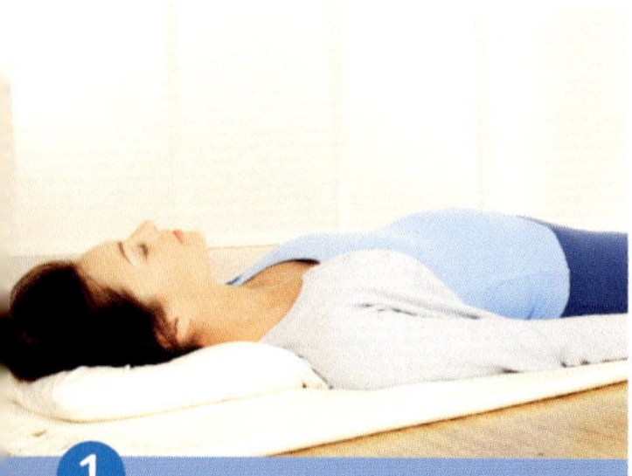

1

Lassen Sie das Sonnengeflecht erstrahlen

In östlichen Kulturen gilt das Sonnengeflecht – der Solarplexus, jenes Nervengeflecht im Oberbauch – als unserer Kraftzentrum. Doch sammelt sich hier auch psychisches und körperliches Unwohlsein. Den Bauch zu entspannen, kann daher tief greifende Wirkungen haben.

Worauf Sie besonders achten sollten

Die extreme Anspannung der Bauchmuskulatur regt die Darmtätigkeit an, was dazu führen kann, dass Darmwinde entstehen. Unterdrücken Sie diese nicht, denn dies würde zu weiteren Verkrampfungen führen. Da Sie mit vorgewölbtem Bauch kaum genügend einatmen können, müssen Sie in der Entspannungsphase einmal tief zwischenatmen, um in Ihren gewohnten Atemrhythmus zurückzukehren.

- Schließen Sie sanft die Augen, und wenden Sie Ihre Aufmerksamkeit ganz Ihren Bauchmuskeln zu.
- Drücken Sie den Bauch so weit wie möglich heraus, ohne ins Hohlkreuz zu gehen. Halten Sie die Anspannung etwa 5 bis 7 Sekunden lang. 1
- Lösen Sie die Anspannung abrupt.
- Entspannen Sie 1 Minute lang. Atmen Sie einmal tief ein und aus und dann ganz normal und regelmäßig weiter.
- Lassen Sie alle Anspannung aus dem Bauch entweichen, nach und nach, immer mehr, bis alles ganz entspannt und gelöst ist.
- Spüren Sie das angenehme Gefühl in Brust und Bauch? Genießen Sie es! Sie haben es verdient.
- Wiederholen Sie diese Übung noch einmal.

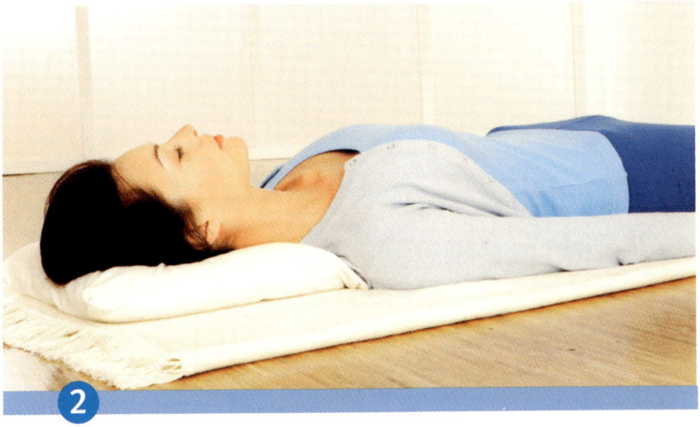

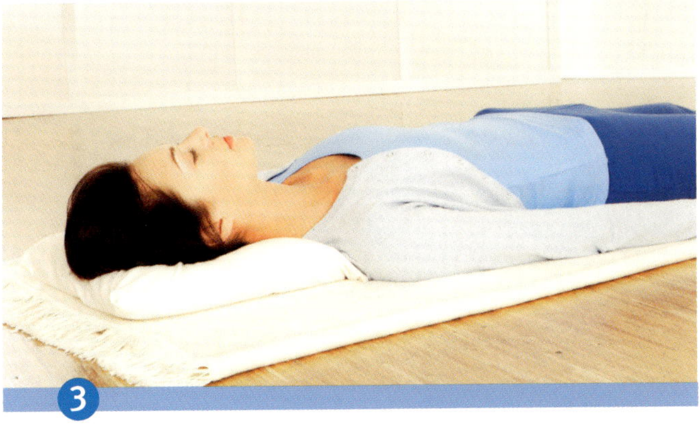

Variante: Bilden Sie eine Bauchkuhle

- Ziehen Sie den Bauch so weit wie möglich nach innen. ❷
- Halten Sie die Anspannung 5 bis 7 Sekunden.
- Lösen Sie die Spannung abrupt, und lassen Sie die Bauchdecke ganz locker und entspannt. ❸
- Atmen Sie einmal tief ein ... und aus ... und dann ganz normal und gleichmäßig weiter.
- Spüren Sie dem Unterschied zwischen An- und Entspannung etwa 1 Minute nach. Lassen Sie alle Anspannung entweichen, nach und nach, immer mehr, bis alles ganz entspannt und gelöst ist.
- Wiederholen Sie die Übung noch einmal.

WAS DIESE ÜBUNG BEWIRKT

- Bauchkrämpfen und Magenschmerzen, seien sie durch falsches Essen oder durch Stress und Aufregung verursacht, können Sie mit dieser Übung entgegenwirken.

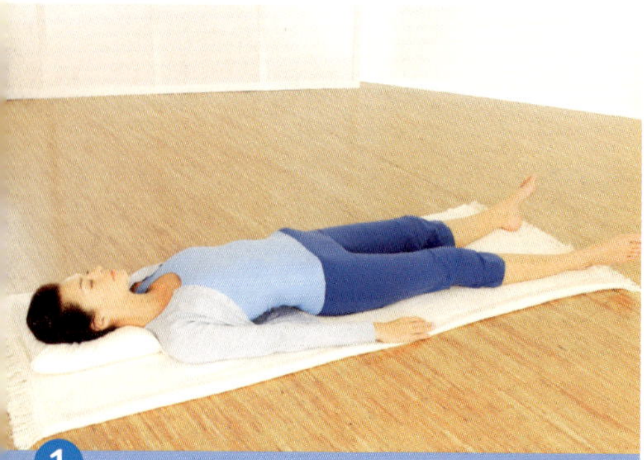

1

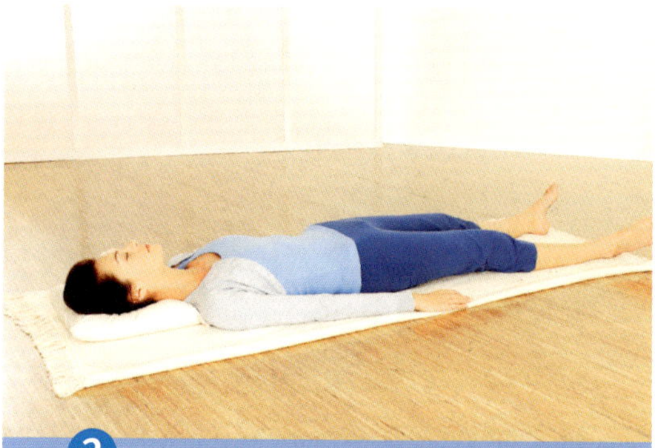

2

Auf der CD
Track 9

WAS DIESE ÜBUNG BEWIRKT

- Die gesamte Rückenmuskulatur wird entlastet und gestärkt.
- Die für unsere Aufrichtung so wichtige Beckenmuskulatur wird trainiert.

TIPP

➤ Leiden Sie unter chronischen Rückenschmerzen, dann gehen Sie besonders sanft und aufmerksam an diese Übung heran. Bei Schmerzen, die in die Beine ausstrahlen, suchen Sie bitte einen Arzt auf.

Für einen entzückenden Rücken

Der Rücken ist starken Belastungen ausgesetzt. Er arbeitet, wenn wir Lasten tragen. Und er trägt auch seelische Belastungen kräftig mit. Oft ist er aber leider sehr vernachlässigt. Gönnen Sie ihm nun Ihre volle Aufmerksamkeit. Es wird ihm gut tun.

Worauf Sie besonders achten sollten

Treten während des Übens Schmerzen auf, beenden Sie die Übung umgehend und konsultieren Sie eventuell einen Arzt. Nach Beendigung der Übung legen Sie bitte die gesamte Wirbelsäule wieder auf die Unterlage auf.

➤ Schließen Sie die Augen, und spüren Sie in Ihren Rücken hinein.

➤ Bilden Sie ein leichtes Hohlkreuz, indem Sie das Becken ein klein wenig nach vorn schieben. Nehmen Sie das sanfte Spannungsgefühl im Lendenwirbelsäulenbereich wahr. 1

➤ Halten Sie die Anspannung 5 bis 7 Sekunden, während Sie ruhig weiteratmen.

➤ Lösen Sie die Anspannung abrupt. Lassen Sie alle Anspannung entweichen, nach und nach, immer mehr, bis alles ganz entspannt und gelöst ist. 2 Spüren Sie etwa 1 Minute nach.

➤ Wiederholen Sie die Übung.

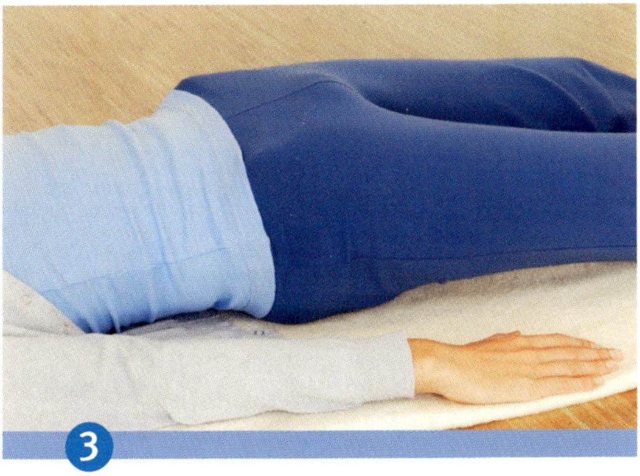

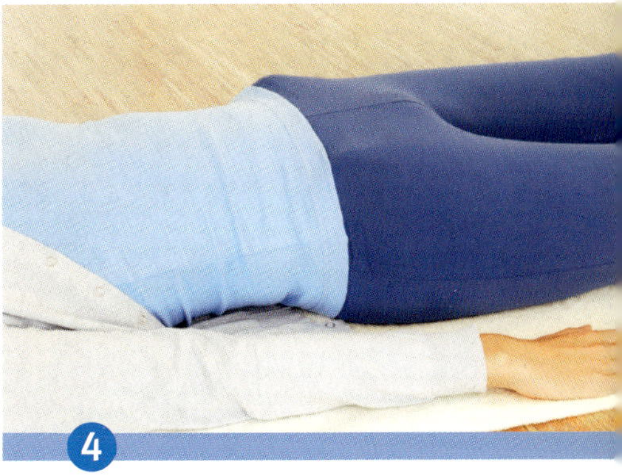

Stärken Sie die Kraft der Basis

So, wie wir bei Stress oder Sorgen die Stirn in Falten legen oder auf die Zähne beißen, ohne es unbedingt zu bemerken, spannen wir häufig unbewusst auch die Pomuskulatur an. Bewusste Entspannung bringt dagegen neues Wohlbefinden in einen Körperteil, der uns stets treu zu Diensten ist.

Worauf Sie besonders achten sollten

Der gesamte restliche Körper bleibt ganz entspannt. Nehmen Sie also bei dieser Übung weder die Hände noch Arme oder Beine zu Hilfe. Es arbeitet ausschließlich die Gesäßmuskulatur.

- Schließen Sie sanft die Augen, und lenken Sie die Aufmerksamkeit auf Ihre Gesäßmuskulatur.
- Drücken Sie beide Pobacken mit mittlerer Kraft zusammen und halten Sie die Spannung 5 bis 7 Sekunden. ❸
- Lassen Sie abrupt los. ❹
- Spüren Sie dem Gefühl der Entspannung nach, und lassen Sie alle Anspannung entweichen, nach und nach, mehr und mehr, lassen Sie alles ganz entspannt und gelöst werden.
- Wiederholen Sie die Übung nach etwa 1 Minute.

Auf der CD
Track 10

WAS DIESE ÜBUNG BEWIRKT

- Unbewusste Spannungen im Gesäßbereich werden gelöst, die Beckenmuskulatur wird gestärkt.
- Die Enddarmmuskulatur wird besser durchblutet, was Hämorrhoiden und Thrombosen in diesem Bereich vorbeugt.

Auf der CD
Track 11

WAS DIESE ÜBUNG BEWIRKT

- Die vordere und die hintere Oberschenkelmuskulatur wird gelockert und gestärkt, Muskelkrämpfen im Oberschenkel vorgebeugt.

Entlasten Sie die Beine

Die Beinmuskulatur leistet Schwerstarbeit: Sie trägt unser gesamtes Körpergewicht, wo immer wir gehen und stehen. Bei vielen Sportarten ist sie Hauptakteur, sei es beim Joggen, Fahrradfahren oder Bergsteigen. So sind Ober- und Unterschenkel zwar in der Regel sehr gut trainiert, aber häufig auch besonders verspannt. Entspannung tut Not!

- Schließen Sie sanft die Augen. Lenken Sie Ihre Aufmerksamkeit auf die Beine. Drücken Sie nun die rechte Ferse mit mittlerer Kraft in den Boden und halten Sie die Anspannung etwa 5 bis 7 Sekunden. (1)
- Lassen Sie die Anspannung abrupt los.
- Lassen Sie Ober- und Unterschenkelmuskulatur locker werden und den Fuß ruhen. Beobachten Sie, wie alle Anspannung entweicht, nach und nach, mehr und mehr, bis alles ganz entspannt und gelöst ist.
- Wiederholen Sie die Übung nach etwa 1 Minute noch einmal.
- Führen Sie dann die gleiche Übung mit dem linken Bein aus.

Worauf Sie besonders achten sollten

Achten Sie darauf, nur die relevanten Muskeln anzuspannen: vor allem die Oberschenkel- und Wadenmuskulatur. Der restliche Körper bleibt entspannt.

Variante: Der Abstand vom Boden braucht wirklich nur einige Zentimeter zu betragen, um effektiv zu üben. Wenn Sie den Unterschenkel abrupt fallen lassen, sollte die Ferse – hier verläuft die Achillessehne! – etwas gepolstert sein, damit Sie keinen Schmerz auslösen.

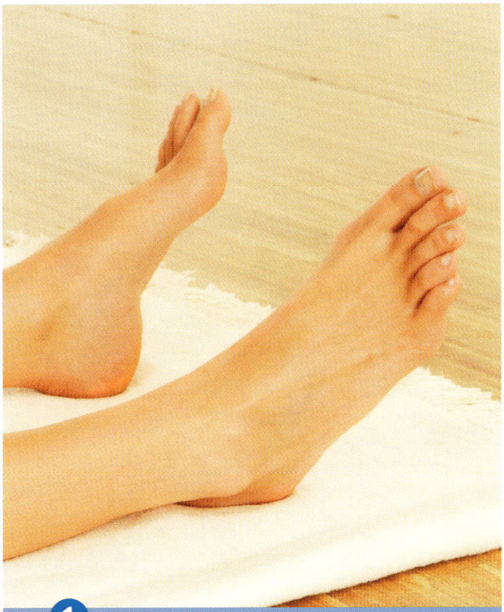

1

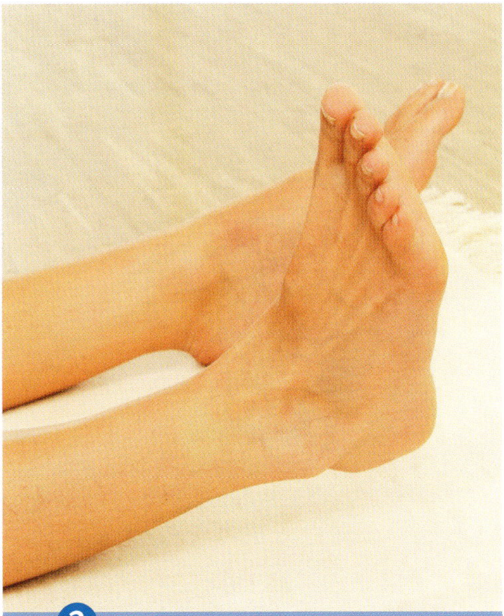

2

Variante: Spannen Sie die Oberschenkel an

- Drücken Sie das rechte Knie leicht durch.
- Heben Sie nun den rechten Unterschenkel einige Zentimeter vom Boden ab und halten Sie die Anspannung 5 bis 7 Sekunden lang. 2
- Lösen Sie die Anspannung abrupt, wobei Sie den Unterschenkel auf den Boden fallen lassen.
- Spüren Sie dem angenehmen Gefühl nach der Entspannung 1 Minute nach, und wiederholen Sie die Übung.
- Führen Sie die Übung mit dem anderen Bein aus.

WAS DIESE ÜBUNG BEWIRKT

- Mit dieser Übung entkrampfen Sie die Oberschenkel und trainieren gleichzeitig die unteren Bauchmuskeln.

Auf der CD
Track 12

WAS DIESE ÜBUNG BEWIRKT

- Die Muskulatur der Waden wird gelockert und trainiert, Wadenkrämpfen vorgebeugt.
- Die Gefahr einer Thrombose durch langes Sitzen wird stark reduziert.

Entspannen Sie die Waden

Nun sind die Waden und Schienbeine an der Reihe. Vor allem die Waden machen sich besonders häufig durch Krämpfe bemerkbar, vor allem bei einseitiger und dauerhafter Belastung. Wir entspannen sie mit Hilfe der Zehen.

- Schließen Sie die Augen, und lassen Sie Ihre Aufmerksamkeit in den rechten Unterschenkel wandern.
- Ziehen Sie die Zehen des rechten Fußes mit mittlerer Kraft in Richtung Schienbein. Halten Sie die Spannung für etwa 5 bis 7 Sekunden. (1)
- Lösen Sie die Anspannung abrupt.
- Lassen Sie die rechte Wade locker werden und den Fuß ruhen. Alle Anspannung entweicht, nach und nach, immer mehr, bis alles ganz entspannt und gelöst ist.
- Spüren Sie der Entspannung etwa 1 Minute nach, und wiederholen Sie die Übung.
- Und dann die linke Seite: bitte auch hier zweimal üben.

Worauf Sie besonders achten sollten

Die Fersen bleiben auf dem Boden – auch wenn Sie die Zehen anspannen. Aktivieren Sie nur die direkt beteiligten Muskeln von Waden und Schienbein.

Variante: Achten Sie darauf, dass das gesamte Bein auf dem Boden liegen bleibt, es sei denn, Sie benutzen eine Knieunterstützung. Bei dieser Übung lässt es sich nicht vermeiden, dass auch die Zehen und Teile der Oberschenkelmuskulatur mitarbeiten.

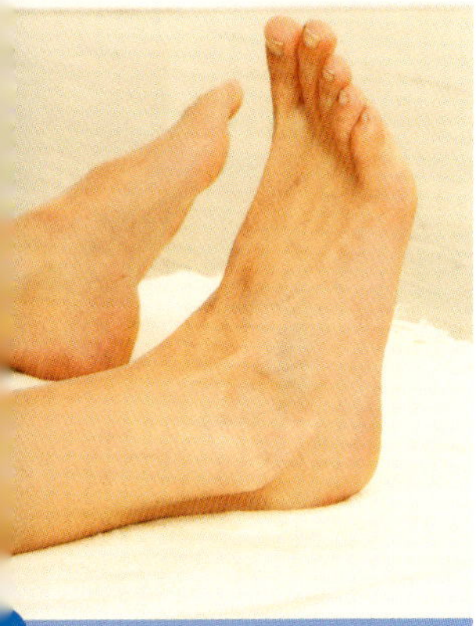

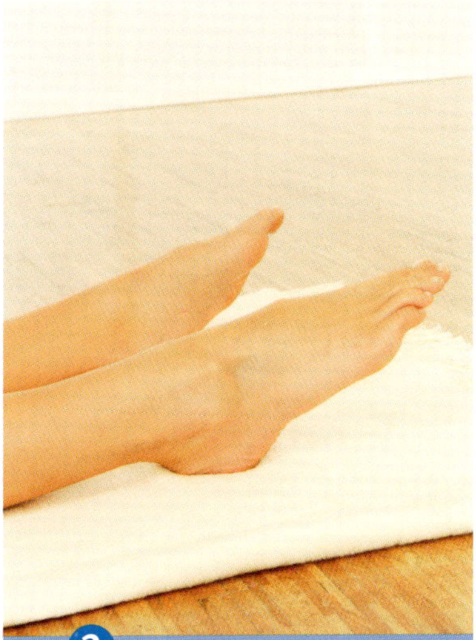

2

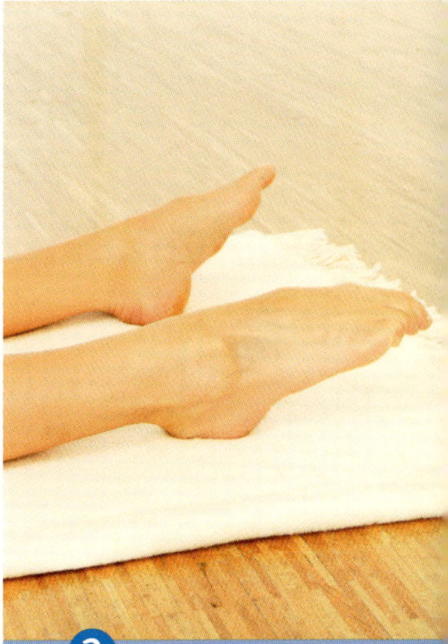

3

Variante I: Zehenspitzen zum Boden drücken

- Strecken Sie den rechten Fuß so nach vorn, dass die Zehenspitzen eine Linie mit dem Unterschenkel bilden. Halten Sie die Anspannung 5 bis 7 Sekunden. 2
- Lösen Sie die Anspannung abrupt, und spüren Sie dem Gefühl der Entspannung 1 Minute nach.
- Wiederholen Sie die Übung.
- Führen Sie dann die gleiche Übung mit dem linken Fuß aus.

Variante II: Zehengreifen

- Stellen Sie sich vor, Sie würden mit den Zehen einen Bleistift greifen, und machen Sie die entsprechende Bewegung. 3
- Halten Sie die Spannung 5 bis 7 Sekunden.
- Lösen Sie sie abrupt.
- Spüren Sie der Entspannung etwa 1 Minute nach.
- Wiederholen Sie die Übung noch einmal.

WAS DIESE ÜBUNGEN BEWIRKEN

- Mit diesen Übungen lockern und lösen Sie die gesamte Beinmuskulatur.

TIPP

- Aktivieren Sie ganz bewusst Waden- und hintere Oberschenkelmuskulatur, um sicherzugehen, dass die Beine komplett am Boden bleiben.

Übungen zum Ausklang

Glückwunsch! Sie haben das Basisprogramm absolviert. Zum Abschluss empfehlen sich die folgenden Übungen.

Auf der CD
Track 13

WAS DIESE ÜBUNG BEWIRKT

- Sie können nun das Wohlgefühl der Entspannung im gesamten Körper erfahren.

Noch einmal alles anspannen

Zum krönenden Abschluss werden alle Muskeln noch einmal gleichzeitig aktiviert.

Worauf Sie besonders achten sollten

Es kann sein, dass Ihr gesamter Körper im Moment der totalen Anspannung zu vibrieren beginnt und einzelne Muskelabschnitte zittern. Das ist nichts Ungewöhnliches.

- Schließen Sie die Augen, atmen Sie ruhig und gleichmäßig.
- Spannen Sie gleichzeitig an: rechte und linke Hand, rechten und linken Unterarm im rechten Winkel. Ziehen Sie die Augenbrauen hoch, rümpfen Sie die Nase, drücken Sie die Zunge gegen den Gaumen. Lippen zusammenpressen, das Kinn Richtung Brustbein, die Schultern Richtung Po ziehen und die Schulterblätter zusammenschieben, den Bauch anspannen, das Becken nach vorn kippen, das Gesäß zusammenkneifen, die Fersen in den Boden drücken, die Fußspitzen Richtung Schienbein ziehen. 1
- Die Spannung 5 bis 7 Sekunden halten und abrupt lösen.
- Lassen Sie alles ganz entspannt fallen.
- Atmen Sie einmal tief zwischen, und kehren Sie dann zu Ihrer normalen Atmung zurück. Bleiben Sie locker und entspannt liegen, und genießen Sie das Entweichen aller Anspannung.
- Spüren Sie nach, wie sich Ihr Körper jetzt anfühlt. Nehmen Sie sich dafür etwa 1 Minute Zeit.

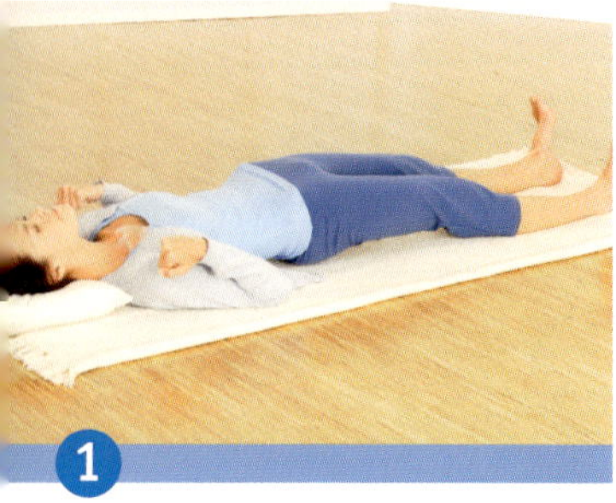
1

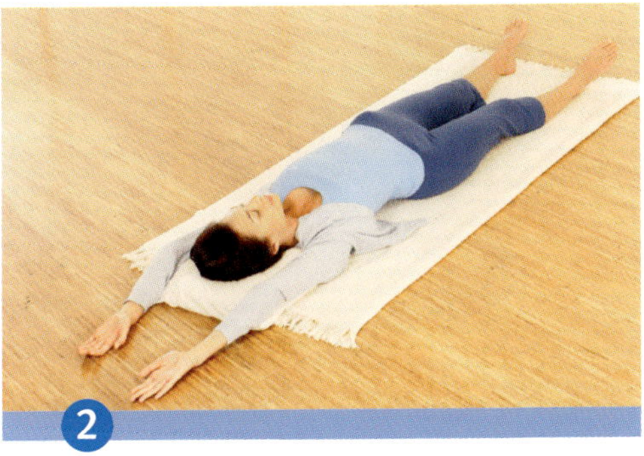
2

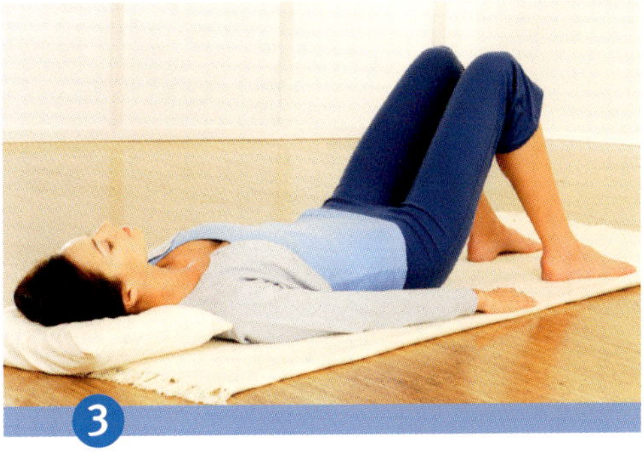
3

In die Alltagsrealität zurückkehren

Es ist sinnvoll, das Üben ganz bewusst zu beenden und sich innerlich wieder dem Alltag zuzuwenden. Es sei denn, Sie wollen gleich einschlafen.

- Bleiben Sie noch einen Moment liegen.
- Nehmen Sie beide Arme über den Kopf und strecken Sie sich, indem Sie zuerst das rechte Bein aus der Hüfte und den linken Arm aus der Schulter »ziehen«. Halten Sie die Dehnung einige Sekunden lang. Dehnen Sie dann das linke Bein und den rechten Arm. Dabei können Sie sich vorstellen, dass zwei Dehnungsdiagonalen durch den Körper verlaufen, die sich etwa in Höhe des Beckenkamms kreuzen. Machen Sie diese Übung, solange es sich gut anfühlt. 2
- Legen Sie dann die Arme wieder neben den Körper, und schütteln Sie Arme und Beine vorsichtig aus.
- Winkeln Sie die Knie an, stellen Sie beide Füße fest auf den Boden, und lockern Sie die Waden- und Oberschenkelmuskulatur, indem Sie leicht mit den Beinen hin und her wackeln. 3
- Winkeln Sie zum Schluss beide Beine an, umfassen Sie sie mit den Armen, und ziehen Sie die Knie Richtung Brust. Ihr Körper sieht nun aus wie ein fest geschnürtes Paket. Die Wirbelsäule verläuft in einem Bogen. Schaukeln Sie sanft auf der Wirbelsäule hin und her. 4 So bereiten Sie Ihren Rücken sanft aufs Aufstehen vor.

Auf der CD
Track 14

TIPP

- Durch die tiefe Entspannung, die Sie durch das Üben erreicht haben, kann es sein, dass Ihr Blutdruck leicht abgesunken ist. Bringen Sie deshalb den Kreislauf wieder in Schwung, bevor Sie zu Ihren Alltagsgeschäften zurückkehren.

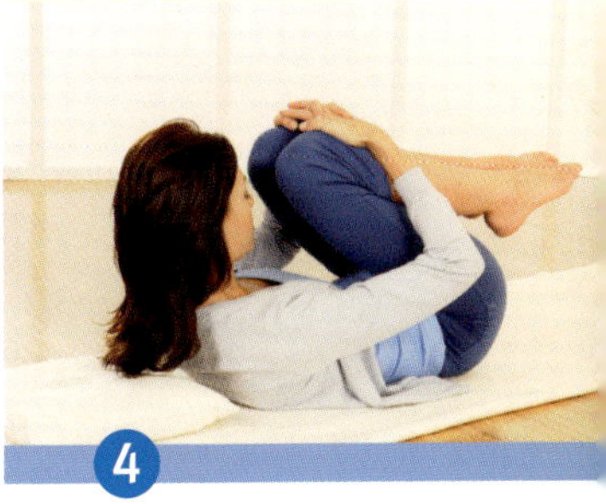
4

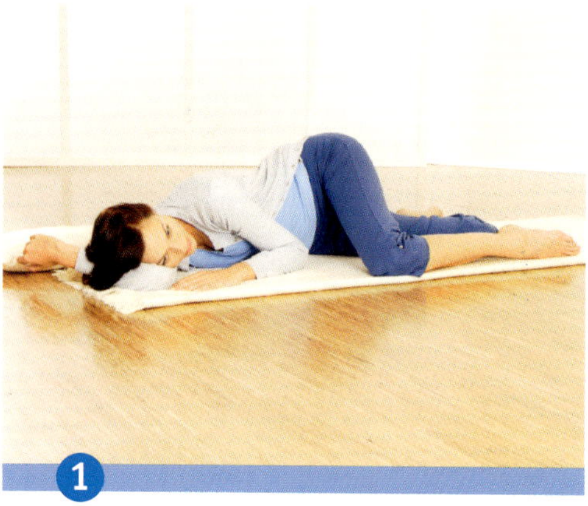

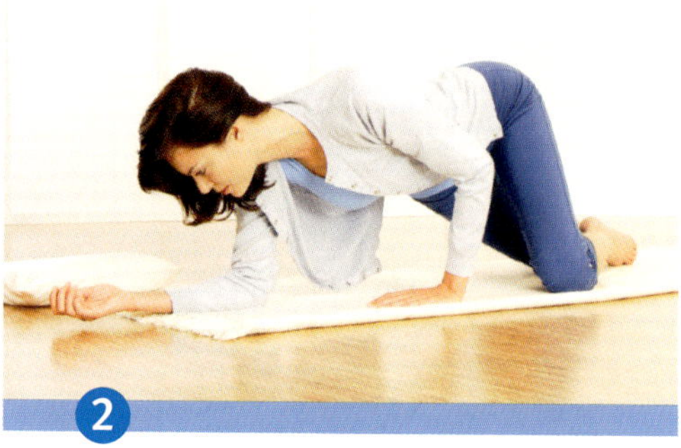

Rücken- und nackenschonend aufstehen

WAS DIESE ÜBUNG BEWIRKT

- Die empfindliche Halswirbelsäule wird entlastet und geschont.

Ihr Körper ist nun locker und entspannt. Damit das so bleibt, stehen Sie am besten auch so auf, dass Sie die Wirbelsäule nicht belasten.

Worauf Sie besonders achten sollten

Lassen Sie die Lendenwirbelsäule im Vierfüßlerstand nur leicht durchhängen. Achten Sie darauf, dass die Halswirbelsäule gerade bleibt – knicken Sie sie nicht ab.

- Sie liegen nach wie vor gerade auf dem Rücken.
- Winkeln Sie nun die Beine an, und stellen Sie die Füße auf.
- Bringen Sie die Arme seitlich in Kopfhöhe.
- Drehen Sie sich auf die rechte Seite. Dabei wird das linke Bein etwas länger. Ihr Kopf liegt nun auf dem rechten Oberarm. 1
- Drehen Sie sich weiter, bis Sie auf den Boden schauen können 2, und drücken Sie sich gleichzeitig mit dem angewinkelten linken Arm noch weiter herum, bis Sie in den Vierfüßlerstand kommen.
- Machen Sie einen Katzenbuckel, indem Sie die Wirbelsäule Richtung Decke wölben. Atmen Sie dabei tief ein und aus. 3

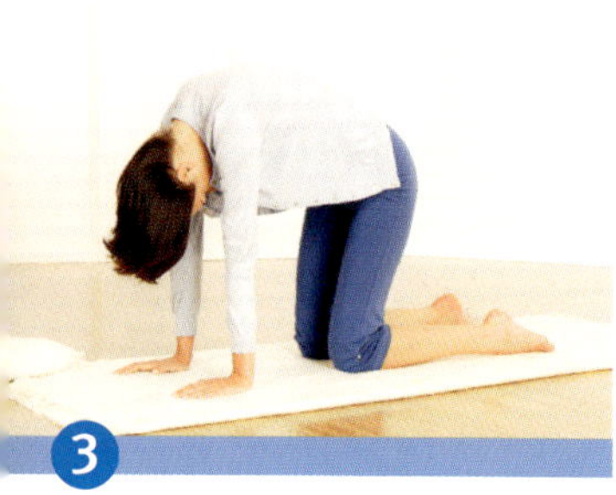

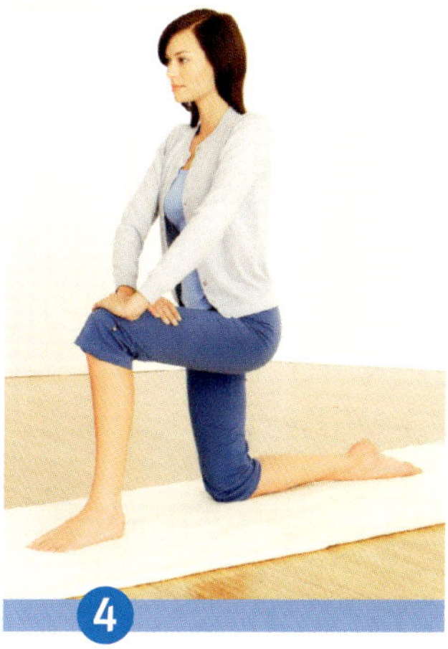

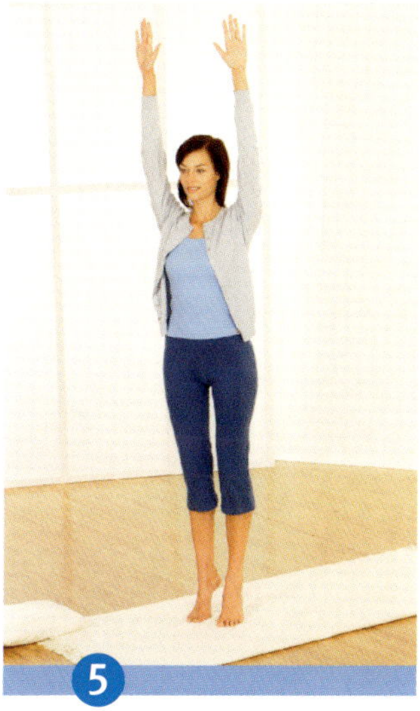

- Kommen Sie dann in eine gerade Haltung zurück.
- Stellen Sie ein Bein auf, Ober- und Unterschenkel bilden einen rechten Winkel. ❹ Stützen Sie sich mit beiden Händen auf dem Oberschenkel ab, drücken Sie sich mit geradem Rücken hoch, während Sie das hintere Bein heranziehen, und kommen Sie zurück in den schulterbreiten Stand.
- Zum Abschluss dürfen Sie sich noch einmal herzhaft dehnen und strecken, indem Sie die Arme Richtung Decke recken, während Sie auf die Zehenspitzen kommen. ❺
- Atmen Sie ruhig und gleichmäßig.
- Kommen Sie zurück in die Standposition, lockern Sie Arme und Beine aus, schütteln Sie noch einmal den gesamten Körper, wobei sich die Fersen leicht vom Boden lösen.
- Kommen Sie dann langsam zur Ruhe, bleiben Sie stehen, und spüren Sie in Ihren Körper hinein. Fühlen Sie, wie sich ein leichtes, angenehmes Kribbeln über den gesamten Körper ergießt? Bemerken Sie einen Unterschied zu Ihrem Befinden zu Beginn des Übungsprogramms? Welcher Unterschied ist das?
- Genießen Sie das neu gewonnene Wohlgefühl und kehren Sie mit frischer Kraft in den Tag zurück.

TIPP

- Falls Ihnen diese Art aufzustehen unangenehm ist, sollten Sie zumindest versuchen, sich deutlich über die Seite aufzusetzen, um dann in den Vierfüßlerstand zu wechseln.

So üben Sie als Schmerzpatient

Wenn Sie zu den Menschen gehören, die Mediziner häufig als Schmerzpatienten bezeichnen, sind alle Übungen dieses Buches für Sie geeignet – auch die für Fortgeschrittene im zweiten Kapitel. Sie sollten sie lediglich mit weniger Krafteinsatz ausführen und insgesamt etwas langsamer vorgehen. Hören Sie auf Ihr Gefühl! Es wird Ihnen das richtige Tempo vorgeben. Beachten Sie außerdem die folgenden Punkte:

Was diese Übungen bewirken

- Mit Hilfe dieser eingeschränkten Übungen können Sie auch als Schmerzpatient von der Progressiven Muskelrelaxation profitieren.
- Bei regelmäßigem Üben können Ihre Schmerzen deutlich gelindert werden.

- Falls es die Witterung zulässt, üben Sie bei geöffnetem Fenster. Das erhöht die Sauerstoffzufuhr. So steigern Sie bei gleicher Übungsintensität den positiven Effekt.
- Spannen Sie die Muskeln nur so stark an, dass Sie den Unterschied zwischen An- und Entspannung gerade noch wahrnehmen können. So verhindern Sie eine zu starke Anspannung, die weitere Verspannungen und somit stärkere Schmerzen verursachen könnte. Stattdessen entwickeln Sie durch dieses vorsichtige Herantasten ein sensibles Körperbewusstsein, das Ihnen auf Dauer Linderung verschaffen wird.
- Treten beim Üben dennoch Schmerzen auf, so spannen Sie die entsprechenden Muskeln noch weniger oder gar nicht an – das gilt eventuell auch für benachbarte Muskelgruppen. Lenken Sie stattdessen lediglich Ihre Aufmerksamkeit auf die schmerzenden Bereiche und stellen Sie sich die Entspannung innerlich vor. Auf keinen Fall sollten Sie durch das Üben entstehende zusätzliche Schmerzen in Kauf nehmen!
- Die meisten Schmerzpatienten erleben anfangs bereits vorhandene Schmerzen stärker. Auch kann es sein, dass Sie während der Entspannungsphase unruhig werden, da die Außenreize in den Hintergrund treten und Sie vermehrt auf Ihren schmerzenden Körper achten. In der Regel ist dies ein vorübergehender

Effekt, der umso geringer wird, je mehr Sie üben und je mehr sich der Entspannungseffekt ganz automatisch einstellt. Es ist allerdings möglich, dass er immer wieder einmal auftritt.

- Selbst wenn Ihre ersten Versuche ein wenig Geduld von Ihnen verlangen: Motivieren Sie sich, »dranzubleiben« und regelmäßig zu üben. Sie können ganz sicher sein, dass sich Besserungen einstellen werden, auch wenn das vielleicht ein paar Wochen dauern mag.
- Als Schmerzpatient können Sie nur dann von der Entspannung profitieren, wenn Sie mindestens einmal, besser aber zweimal täglich üben, wobei es sinnvoll ist, das zweite Mal vor dem Einschlafen zu üben.

Noch ein paar zusätzliche Tipps, die außerhalb des Übens hilfreich sein können:

- Bewegen Sie sich so oftund viel Sie können, am besten draußen an der frischen Luft.
- Führen Sie im Schmerzbereich bei leichtem Druck kreisende Fingermassagen durch.
- Trinken Sie in jedem Fall mindestens zwei Liter Flüssigkeit am Tag, am liebsten Wasser und Kräutertees. Meiden Sie nach Möglichkeit Alkohol, Kaffee und Zigaretten.

Muskelentspannung als Einschlafhilfe

Die Progressive Muskelrelaxation eignet sich hervorragend als sanfte Einschlafhilfe. Sie sollten dafür die Muskeln nur mit leichter bis mittlerer Kraft anspannen.

- Gehen Sie in aller Ruhe zu Bett.
- Achten Sie auf eine ruhige, leichte Bauchatmung: Beim Einatmen hebt sich die Bauchdecke ein wenig, in der Ausatemphase fällt sie ein wenig zusammen.
- Machen Sie dann die Übungen, die Sie am liebsten mögen oder die Sie im Moment am meisten brauchen, weil Sie in bestimmten Körperteilen Schmerzen oder Verspannungen spüren.
- Sie können alle in diesem Buch vorgestellten Übungen verwenden. Halten Sie sich dabei jedoch an die Reihenfolge, wie sie im Basisprogramm vorgegeben ist: Hände, Arme, Gesicht, Hals, Nacken, Schultern, Bauch, Gesäß und Beine.
- Wenn Sie unruhig oder nervös sind und deshalb nicht einschlafen können, ist es auch möglich, einfach das gesamte Basisprogramm zu machen – vielleicht schlafen Sie ja dabei schon ein.
- Auf die Übungen zum Ausklang können Sie in jedem Fall getrost verzichten, da Sie ja nicht in die Realität zurückkehren, sondern sanft ins Reich der Träume entschwinden möchten.

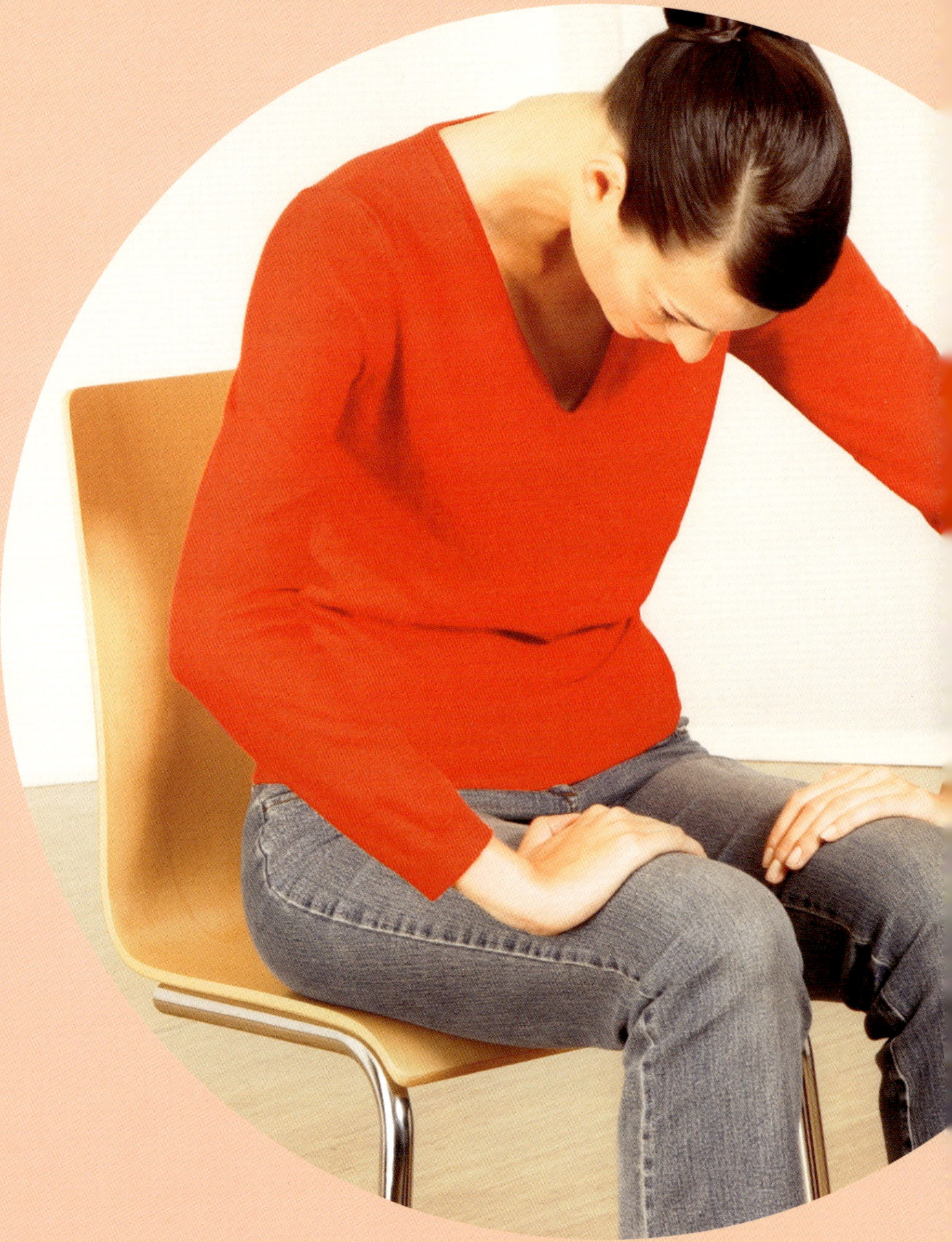

DAS AUFBAU-PROGRAMM

Sie haben die Grundübungen gemeistert. Nun können Sie beginnen, Ihr Übungsprogramm zu verkürzen und alltagstauglich zu machen, außerdem durch Atemübungen zu vertiefen. Übungen im Sitzen oder Stehen können Sie zu jeder Zeit an fast jedem Ort ausführen. So wird es möglich, die Progressive Muskelrelaxation ganz spontan einzusetzen, wann immer Sie sie brauchen – wenn der Magen drückt, der Kopf schmerzt oder Ihnen der Stress über den Kopf wächst.

Kurzprogramm für Fortgeschrittene

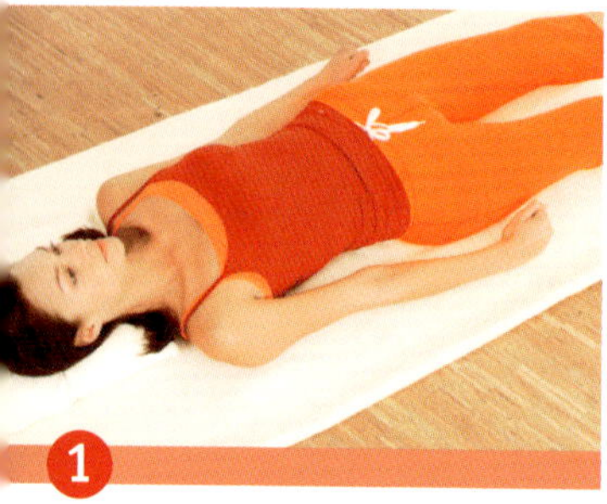
1

Wenn Sie die Basisübungen beherrschen, können Sie zum Kurzprogramm übergehen: Nun werden verschiedene Muskelgruppen gleichzeitig trainiert. Das spart eine Menge Zeit – was aber nicht heißt, dass Sie schneller üben sollen! Behalten Sie Tempo und Ablauf der Grundübungen bei. Den Krafteinsatz dagegen können Sie nun langsam steigern – nach Wunsch bis zur maximalen Anspannung. Es wird weiterhin im Liegen geübt.

WAS DIESE ÜBUNGEN BEWIRKEN

- In Überlastungssituationen, zum Beispiel wenn Sie lange am PC arbeiten müssen, können Sie die Handmuskulatur schnell und effektiv entspannen.

Auf der CD
Track 16

Ballen Sie die Fäuste

- Ballen Sie beide Hände zu Fäusten.
- Halten Sie die Anspannung 5 bis 7 Sekunden, während Sie ruhig und gleichmäßig weiteratmen. ❶
- Lösen Sie die Spannung abrupt.
- Lassen Sie die Hände locker und entspannt liegen, und spüren Sie etwa 1 Minute lang nach, wie alle Anspannung entweicht, nach und nach, immer mehr, bis alles ganz entspannt und gelöst ist.
- Wiederholen Sie die Übung.

Spannen Sie Hände und Oberarme an

- Ballen Sie beide Hände zu Fäusten, und winkeln Sie gleichzeitig die Unterarme in mittlerer Anspannung an. ❷
- Halten Sie die Anspannung 5 bis 7 Sekunden, während Sie ruhig und regelmäßig weiteratmen.
- Lösen Sie die Spannung abrupt.
- Lassen Sie die Unterarme auf die Unterlage fallen, und spüren Sie der Entspannung etwa 1 Minute lang nach.
- Wiederholen Sie die Übung.

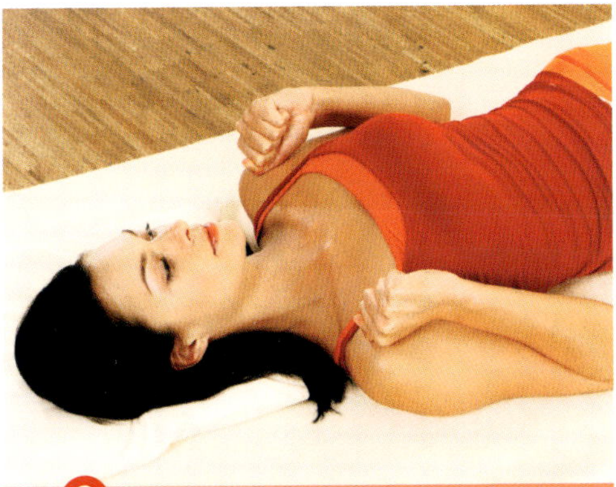

2

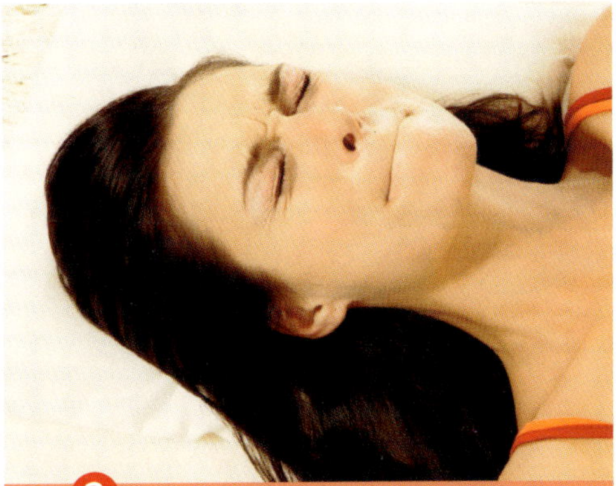

3

Entspannen Sie Gesicht und Nacken

- Ziehen Sie die Augenbrauen hoch, wobei Sie die Stirn in Falten legen. Rümpfen Sie gleichzeitig die Nase, und drücken Sie die Zunge leicht gegen den Gaumen, während Sie die Lippen leicht aufeinander pressen. 3
- Lassen Sie abrupt los, und spüren Sie der Entspannung nach.
- Wiederholen Sie die Übung nach etwa 1 Minute.
- Nun kommt noch der Nacken hinzu: Ziehen Sie die Augenbrauen hoch, und legen Sie die Stirn in Falten, rümpfen Sie die Nase, drücken Sie die Zunge leicht gegen den Gaumen, pressen Sie die Lippen leicht aufeinander. Bringen Sie dann zusätzlich das Kinn sanft in Richtung Brustbein, wobei sich der Kopf einige Zentimeter von der Unterlage hebt. Halten Sie die Spannung für 5 bis 7 Sekunden. 4
- Lassen Sie die Anspannung abrupt los.
- Spüren Sie dem wohligen Gefühl der Entspannung nach, das sich nach und nach immer mehr einstellt.
- Wiederholen Sie die Übung nach etwa 1 Minute.

Auf der CD
Track 17

WAS DIESE ÜBUNG BEWIRKT

- Ihre Gesichtszüge werden entspannt und gelassen.

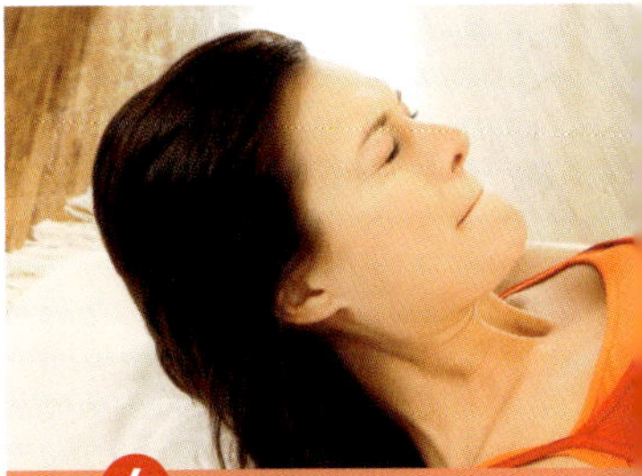

4

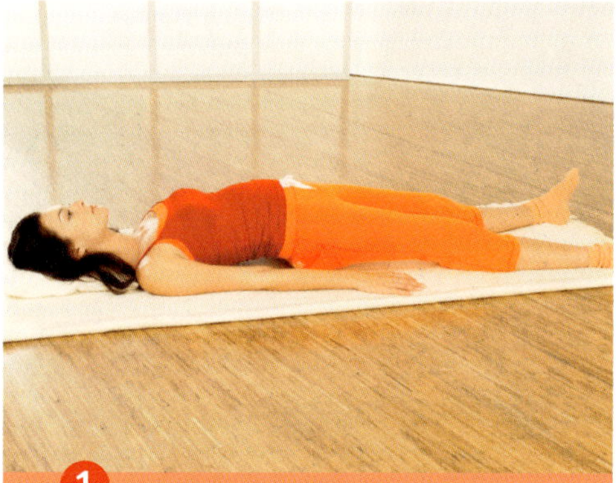

1

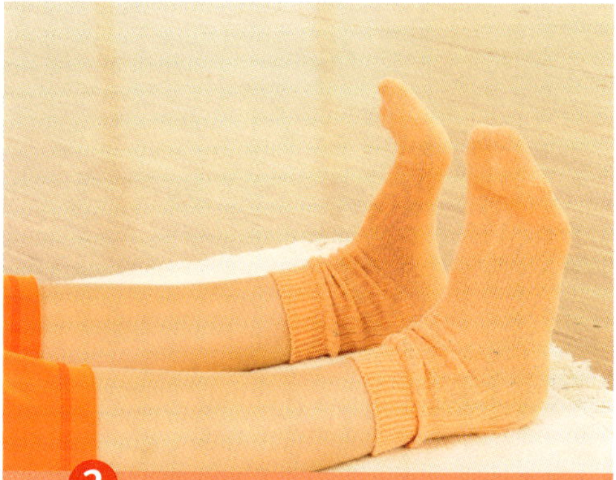

2

Auf der CD
Track 18 und 19

WAS DIESE ÜBUNGEN BEWIRKEN

- Sie schaffen die muskulären Voraussetzungen für eine gesunde, aufrechte Haltung.
- Die Venenpumpe in den Beinen wird aktiviert. So beugen Sie Krampfadern vor.

Spannen Sie Oberkörper und Gesäß an

- Ziehen Sie die Schultern nach unten, schieben Sie die Schulterblätter nach innen Richtung Wirbelsäule, drücken Sie den Bauch so weit wie möglich heraus, wodurch Sie ein leichtes Hohlkreuz bilden, indem Sie das Becken ein wenig nach vorn schieben. Drücken Sie die Pobacken mit mittlerer Kraft zusammen. Halten Sie die Anspannung etwa 5 bis 7 Sekunden. ❶
- Lassen Sie abrupt los, und spüren Sie der Entspannung nach.
- Wiederholen Sie die Übung nach etwa 1 Minute.

Trainieren Sie Beine und Füße

- Drücken Sie beide Fersen mit mittlerer Kraft in den Boden, und ziehen Sie die Zehen Richtung Schienbein. Halten Sie die Spannung für 5 bis 7 Sekunden. ❷
- Lassen Sie abrupt los, und spüren Sie der Entspannung nach.
- Wiederholen Sie die Übung nach etwa 1 Minute.

Muskelentspannung im Sitzen

Sobald Sie sich mit der Progressiven Muskelrelaxation sicher fühlen, können Sie sie zu jeder Zeit an jedem Ort praktizieren. So wird es möglich, die gewünschte Entspannung im Berufsalltag, während der Hausarbeit oder einfach unterwegs – in Bus oder Flugzeug – zu erreichen. Wie viel Kraft Sie dabei aufwenden möchten, bestimmen Sie selbst. Im Folgenden lernen Sie, die Übungen des Grundprogramms und einige neue Varianten im Sitzen auszuführen.

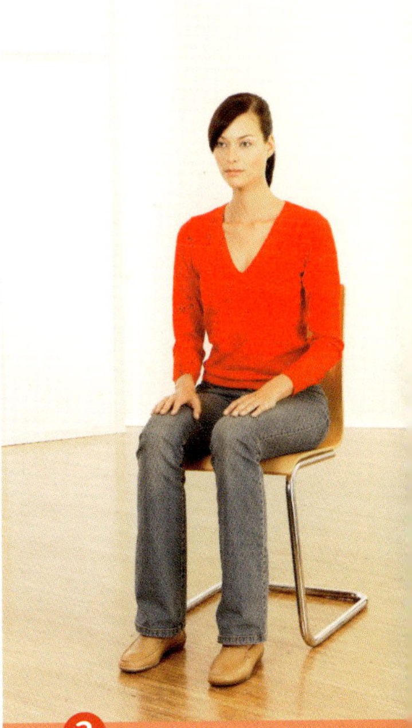

3

So üben Sie optimal

- Sitzen Sie am besten auf einem gepolsterten Stuhl ohne Seitenlehnen. Den Oberkörper sollten Sie entspannt anlehnen können. Sitzen Sie aufrecht mit möglichst gerader, bewusst aufrechter Wirbelsäule. Seitenlehnen würden Sie dazu verleiten, die Unterarme aufzustützen, wodurch die Schultern hochgedrückt würden – Sie befänden sich dann nicht mehr in einer natürlichen, ergonomischen Haltung.
- Lassen Sie die Arme seitlich locker am Körper herunterhängen. Beide Hände liegen entspannt auf den Oberschenkeln, die Füße stehen etwa hüftbreit mit der ganzen Sohle auf dem Boden. Ziehen Sie – falls möglich – beengendes Schuhwerk aus. Auch eine Brille sollten Sie ablegen. 3
- Im Sitzen wird in der umgekehrten Reihenfolge des Grundprogramms geübt. Denn durch langes Sitzen, beispielsweise bei der Schreibtischarbeit, sind die Beine oft stundenlang angewinkelt, und so fließt das Blut nur vermindert aus den Beinen wieder zum Herzen. Sie beginnen daher mit Beinen und Füßen, dann kommen Bauch, Gesäß, Rücken, Schultern, Hals, Nacken und Gesicht an die Reihe, und zum Schluss werden Hände und Arme entspannt.

TIPP

- Sofern nicht anders angegeben, halten Sie bei den Übungen im Sitzen den Oberkörper konstant aufrecht. Die Beine haben Kontakt mit der gesamten Sitzfläche des Stuhls.

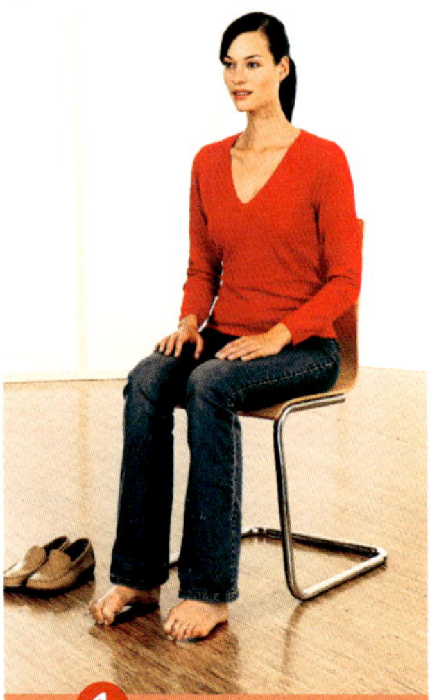

1

WAS DIESE ÜBUNGEN BEWIRKEN

● Da wir unsere Füße allzu häufig in festes, enges Schuhwerk stecken, bewegen wir sie relativ wenig. Das gilt besonders auch für die Zehen. Diese Übungen erhalten die Beweglichkeit der Zehen beziehungsweise geben sie ihnen bald wieder zurück.

Worauf Sie besonders achten sollten

Vor allem die erste, aber auch die anderen Übungen auf dieser Doppelseite können Sie nur dann sinnvoll durchführen, wenn Sie genügend Platz in den Schuhen haben. Noch besser wäre es, Sie könnten sie ausziehen. Machen Sie insgesamt keine Ausgleichsbewegungen mit dem Oberkörper.

Zehengreifen

- Stellen Sie sich vor, Sie würden mit den Zehen einen Bleistift greifen, und machen Sie die entsprechende Bewegung. ❶
- Halten Sie die Spannung 5 bis 7 Sekunden.
- Lösen Sie sie abrupt.
- Spüren Sie dem Unterschied zwischen An- und Entspannung in den Zehen nach. Lassen Sie nach und nach alle Anspannung entweichen, bis alles ganz entspannt und gelöst ist. Nehmen Sie sich dafür etwa 1 Minute Zeit.
- Wiederholen Sie die Übung.

Zehendrücken

- Drücken Sie die Zehen fest auf den Boden. ❷ Der Oberkörper bleibt dabei ganz gerade, aber entspannt.
- Halten Sie die Spannung 5 bis 7 Sekunden.
- Lassen Sie abrupt los.
- Spüren Sie den Unterschied zwischen An- und Entspannung nach. Lassen Sie nach und nach alle Anspannung entweichen, bis alles ganz entspannt und gelöst ist. Nehmen Sie sich dafür etwa 1 Minute Zeit.
- Wiederholen Sie die Übung.

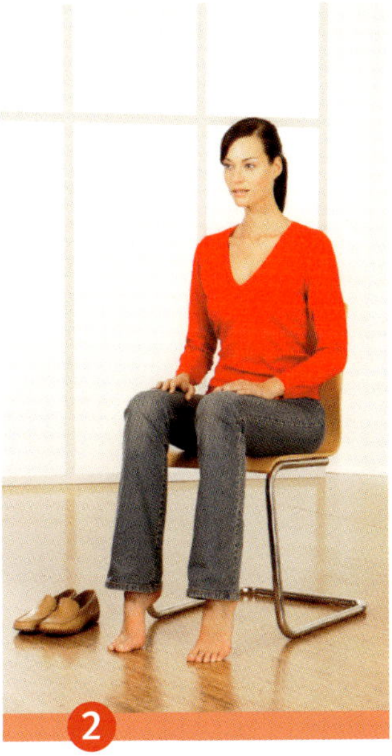

2

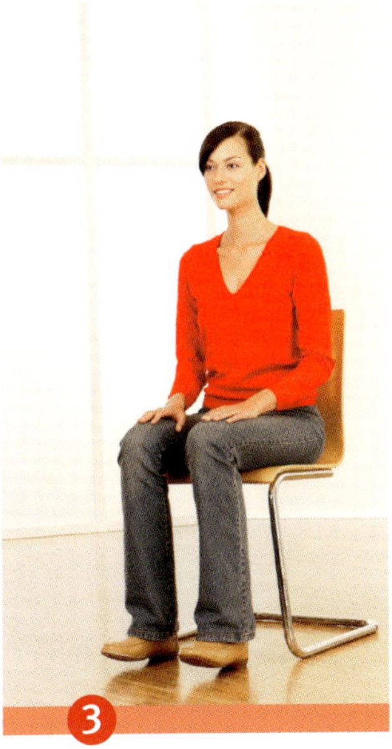

3

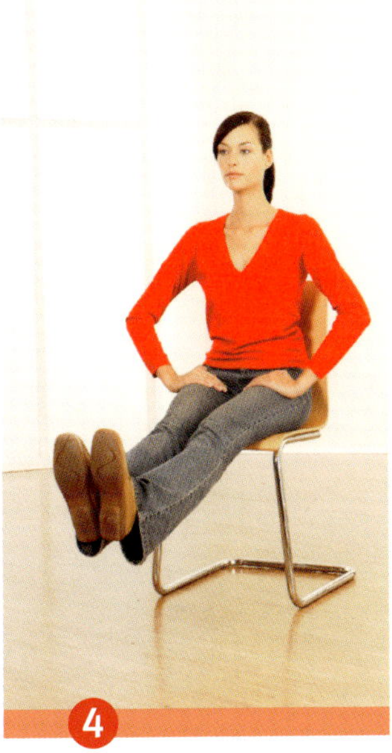

4

Entlasten Sie die Beine

- Drücken Sie beide Fersen in den Boden, ziehen Sie die Zehen Richtung Schienbein. 3
- Halten Sie die Spannung 5 bis 7 Sekunden.
- Lösen Sie sie abrupt.
- Spüren Sie der Entspannung etwa 1 Minute nach.
- Wiederholen Sie die Übung.

WAS DIESE ÜBUNG BEWIRKT

● Sie beugen mit dieser Übung Muskelverkürzungen, Muskelkater und -krämpfen vor.

Beine in die Waagerechte

- Bringen Sie beide Beine nebeneinander, sodass sie sich locker berühren. Heben Sie nun beide Unterschenkel gleichzeitig an und versuchen Sie, die Beine in die Waagerechte zu bringen. 4
- Halten Sie die Spannung 5 bis 7 Sekunden.
- Lassen Sie abrupt los.
- Spüren Sie der Entspannung etwa 1 Minute nach.
- Wiederholen Sie die Übung.

WAS DIESE ÜBUNG BEWIRKT

● Nicht nur die rückwärtigen Bein- sowie die vorderen Oberschenkelmuskeln werden gestärkt, sondern auch Bauch- und Beckenmuskulatur.

WAS DIESE ÜBUNG BEWIRKT

- Mancher Frust oder Ärger, der Ihnen auf den Magen schlägt, kann besser »verdaut«, Spannungen können zumindest auf körperlicher Ebene abgebaut werden.

Lassen Sie das Sonnengeflecht erstrahlen

Worauf Sie besonders achten sollten

Im Sitzen wird der Bauchraum zusammengedrückt, was Ihnen das Anspannen der Muskeln etwas schwerer macht als im Liegen. Behalten Sie trotzdem möglichst konstant die aufrechte Sitzposition bei.

- Versuchen Sie, den Bauch so weit wie möglich herauszudrücken. Er soll ganz rund werden. ❶
- Halten Sie die Spannung 5 bis 7 Sekunden. Lassen Sie abrupt los.
- Spüren Sie dem angenehmen Gefühl, das sich über Brust und Bauch ausbreitet, etwa 1 Minute nach.
- Wiederholen Sie die Übung.

WAS DIESE ÜBUNG BEWIRKT

- Die angesprochene Muskulatur kontrolliert unter anderem die Schließmuskeln von Darm und Blase. Diese reagieren bei großer Angst ebenso wie wenn wir uns wohl fühlen. Entspannen wir sie, können wir daher alte Ängste loslassen und damit grundlegend etwas für unser Wohlbefinden tun.

Stärken Sie die Kraft der Basis

Worauf Sie besonders achten sollten

Da im Sitzen der Oberkörper auf der Gesäßmuskulatur lastet, müssen Sie hier etwas mehr Kraft aufwenden als im Liegen. Lassen Sie trotzdem alle übrigen Muskeln unbedingt entspannt!

- Spannen Sie die Muskeln an, indem Sie das Gesäß mit mittlerer Kraft zusammendrücken. ❷
- Halten Sie die Spannung 5 bis 7 Sekunden. Lassen Sie abrupt los.
- Spüren Sie dem Gefühl der Entspannung eine Minute nach.
- Wiederholen Sie die Übung.

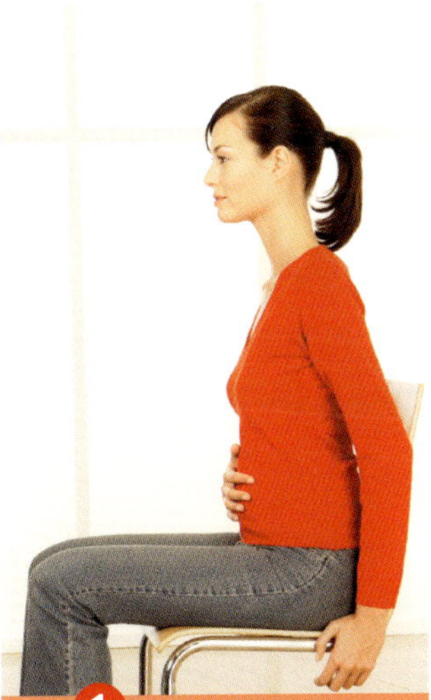

1

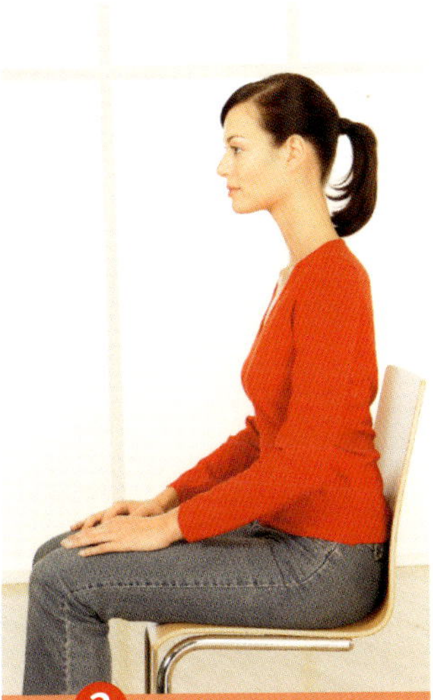

2

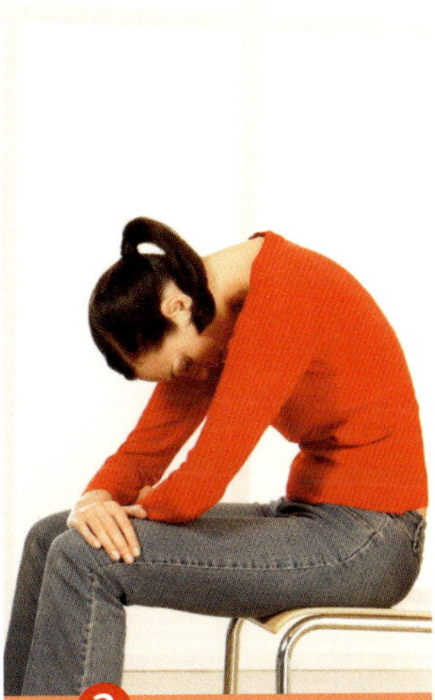

3

Katzenbuckel

Worauf Sie besonders achten sollten

Richten Sie sich nach dem »Buckeln« mit einer bewusst sanften Bewegung wieder auf.

- Sitzen Sie auf dem ersten Drittel der Sitzfläche. Halten Sie den Oberkörper entspannt aufrecht, auch wenn Sie sich nun nicht mehr anlehnen.
- Beugen Sie den Oberkörper vor, und legen Sie die Arme leicht auf den Oberschenkeln ab. Schieben Sie das Becken nach vorn, während Sie die Schultern Richtung Sitzfläche drücken. Machen Sie einen möglichst runden Rücken. 3
- Halten Sie die Spannung 5 bis 7 Sekunden.
- Lösen Sie sie abrupt, und richten Sie sich langsam wieder in die gerade Sitzhaltung auf.
- Genießen Sie das wohlige Gefühl der Entspannung.
- Wiederholen Sie die Übung nach etwa 1 Minute.

WAS DIESE ÜBUNG BEWIRKT

- Die Rückenmuskulatur wird wohltuend entspannt.
- Auch innere Anspannung kann sich dabei lösen.

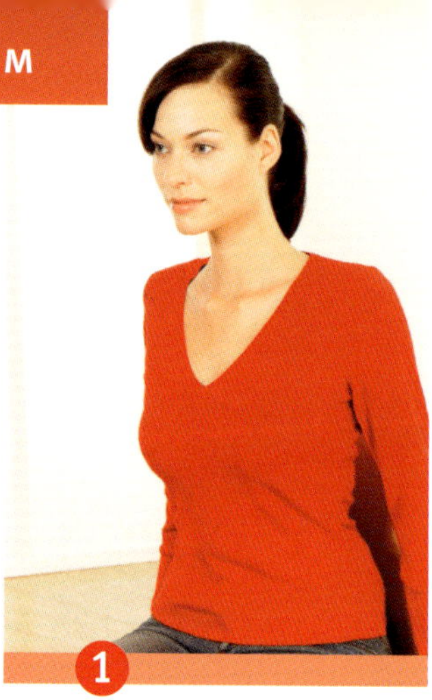

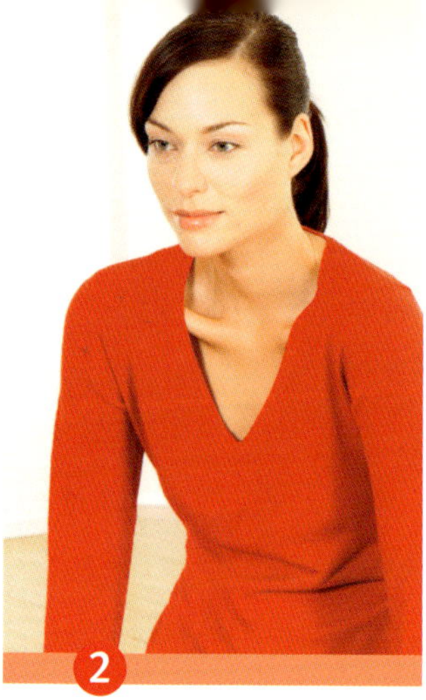

Lassen Sie ruhig mal die Schultern hängen

- Ziehen Sie die Schultern nach unten Richtung Gesäß. Schieben Sie beide Schulterblätter nach innen Richtung Wirbelsäule. ❶
- Halten Sie die Spannung 5 bis 7 Sekunden.
- Lassen Sie abrupt los.
- Spüren Sie etwa 1 Minute nach, wie Hals- und Brustwirbelsäule sich entspannen.
- Wiederholen Sie die Übung.

Worauf Sie besonders achten sollten

Ziehen Sie die Schultern in den ersten beiden Übungen wirklich nur nach unten beziehungsweise vorn, nicht nach oben. Versuchen Sie bei allen drei Übungen ausschließlich die Schultermuskulatur arbeiten zu lassen.

WAS DIESE ÜBUNGEN BEWIRKEN

- Verspannungen im Nackenbereich, bedingt durch negative Gefühle oder Überanstrengung, können sich lösen.

Gilt auch für die obere Übung.

Schultervariation I

- Ziehen Sie die Schultern vor die Brust. ❷
- Halten Sie die Spannung 5 bis 7 Sekunden. Lösen Sie die Anspannung abrupt.
- Genießen Sie 1 Minute lang die einkehrende Entspannung.
- Wiederholen Sie die Übung.

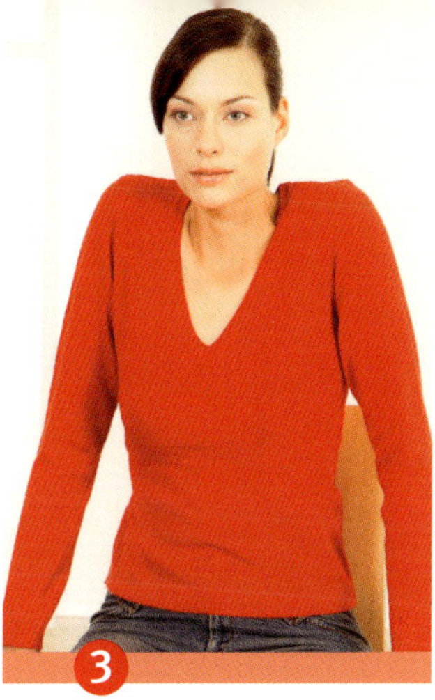

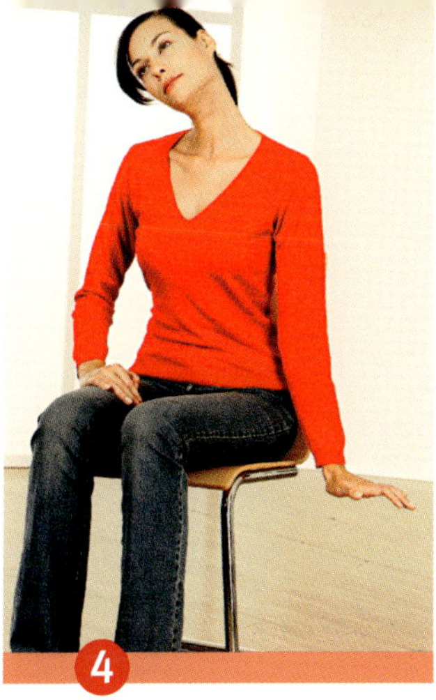

Schultervariation II

- Ziehen Sie die Schultern zu den Ohren. 3
- Halten Sie die Spannung 5 bis 7 Sekunden. Lösen Sie sie abrupt.
- Spüren Sie der Entspannung etwa 1 Minute nach.
- Wiederholen Sie die Übung.

Dehnen Sie den Hals

Worauf Sie besonders achten sollten

Bewegen Sie ausschließlich den Kopf. Alle anderen Körperteile, vor allem die Schultern, bleiben ruhig und stabil.

- Führen Sie Ihr rechtes Ohr langsam – so weit Sie können – zur rechten Schulter. Gleichzeitig beugen Sie die Handfläche des linken Arms möglichst im rechten Winkel zum Unterarm an und drücken den Arm Richtung Boden. 4
- Halten Sie die Spannung 5 bis 7 Sekunden. Lösen Sie sie abrupt. Lassen Sie den Arm locker hängen; lösen Sie die Halsmuskeln vorsichtig, und führen Sie den Kopf in die gerade Haltung zurück.
- Spüren Sie der wohltuenden Entspannung etwa 1 Minute nach.
- Wiederholen Sie die Übung noch einmal, dann zweimal zur anderen Seite.

WAS DIESE ÜBUNG BEWIRKT

- Die seitliche Halsmuskulatur wird gelockert, besser durchblutet und damit auch gestärkt.
- Kopfschmerzen, deren Ursache eine Fehlhaltung der Halswirbelsäule ist, können verschwinden beziehungsweise verhindert werden.

WAS DIESE ÜBUNG BEWIRKT

- Diese Gesichtsentspannung wirkt erholsam und entkrampfend – einfach wohltuend.

Lockern Sie das Gesicht

Worauf Sie besonders achten sollten

Lassen Sie beide Arme ruhig und entspannt neben dem Körper hängen und lenken Sie Ihre Aufmerksamkeit ausschließlich auf das Gesicht. Bei dieser Übung müssen Sie durch die Nase ein- und ausatmen, auch wenn es etwas schwerer fallen sollte. Achten Sie darauf, auf keinen Fall die Zähne zusammenzubeißen.

- Drücken Sie die Zunge gegen den Gaumen, ziehen Sie die Augenbrauen hoch, wodurch Sie die Stirn in Falten legen, rümpfen Sie die Nase und pressen Sie die Lippen aufeinander. ❶
- Halten Sie die Anspannung 5 bis 7 Sekunden.
- Atmen Sie ruhig, entspannt und gleichmäßig weiter.
- Lassen Sie die Anspannung abrupt wieder los.
- Spüren Sie dem Unterschied zwischen An- und Entspannung in der gesamten Gesichtsmuskulatur etwa 1 Minute lang nach.
- Lassen Sie nach und nach alle Anspannung entweichen, mehr und mehr, bis alles ganz entspannt und gelöst ist.
- Wiederholen Sie die Übung noch einmal.

Im Stehen üben

Fast alle Übungen in diesem Buch können Sie auch im Stehen praktizieren. Dabei sollten Sie lediglich beachten, dass Ihr gesamtes Körpergewicht nun auf den Beinen ruht. Das bedeutet, dass Sie bei den Beinübungen etwas mehr Kraft aufbringen müssen. Dafür können Sie aber im Stehen beispielsweise die Gesäßmuskulatur stärker kontrolliert entspannen als im Sitzen. Welche Übungen im Stehen nicht möglich sind, werden Sie sehr leicht selbst herausfinden. Und das müssen Sie beachten:

- Nehmen Sie eine Haltung ein, wie bei »Richtig stehen«, Seite 26, beschrieben.
- Atmen Sie bewusst in den Bauch.
- Wenn Sie zwischendurch bemerken, dass Ihre Beine schmerzen, lockern Sie sie ein wenig, indem Sie abwechselnd kleine Kicks nach vorn, zur Seite und nach hinten ausführen.
- Die Reihenfolge beim Üben im Stehen ist die gleiche wie bei den Grundübungen.

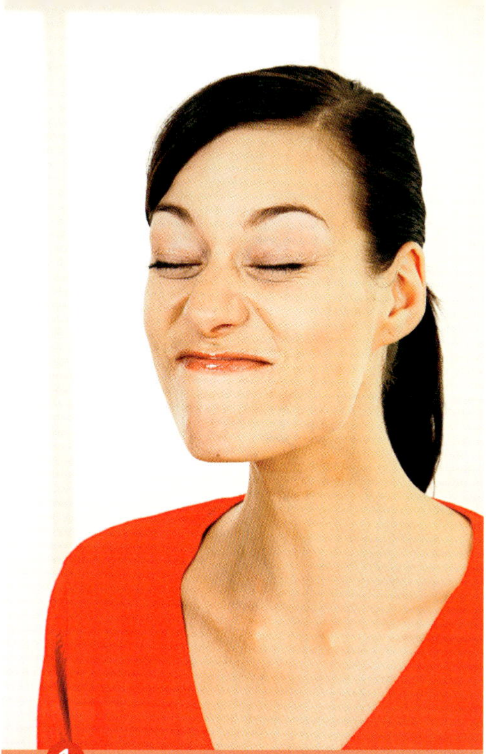

1

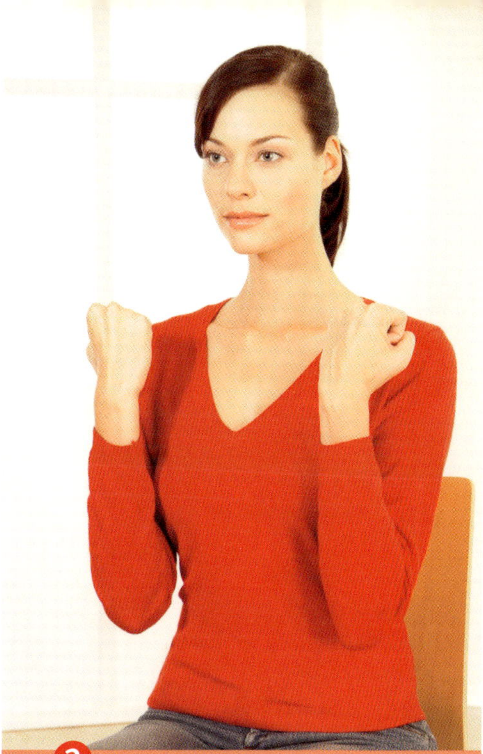

2

Spannen Sie Hände und Oberarme an

Worauf Sie besonders achten sollten

Halten Sie den Oberkörper während der gesamten Übung ganz gerade, aber möglichst entspannt. Lassen Sie die Arme in der Entspannungsphase locker neben dem Körper hängen.

- Ballen Sie die Hände zu Fäusten, und winkeln Sie die Unterarme an, indem Sie die Oberarmmuskeln mit mittlerer Kraft anspannen. Die Fäuste befinden sich etwa in Schulterhöhe. 2
- Halten Sie die Spannung 5 bis 7 Sekunden.
- Lassen Sie abrupt los.
- Spüren Sie der Entspannung etwa 1 Minute lang nach.
- Wiederholen Sie die Übung noch einmal.

WAS DIESE ÜBUNG BEWIRKT

- Negative Gefühle wie Wut, Ärger oder Stress können bewusst gefühlt und losgelassen werden.

Atemübungen

WAS DIESE ÜBUNG BEWIRKT

- Der Brustumfang wird erweitert, die Brust »geöffnet«. So kann der Atem leichter und kraftvoller fließen.
- Die Gefäße werden durch die vermehrte Sauerstoffzufuhr erweitert, die Durchblutung verbessert, und es werden vermehrt rote und weiße Blutkörperchen gebildet. Das wiederum stärkt das Immunsystem.

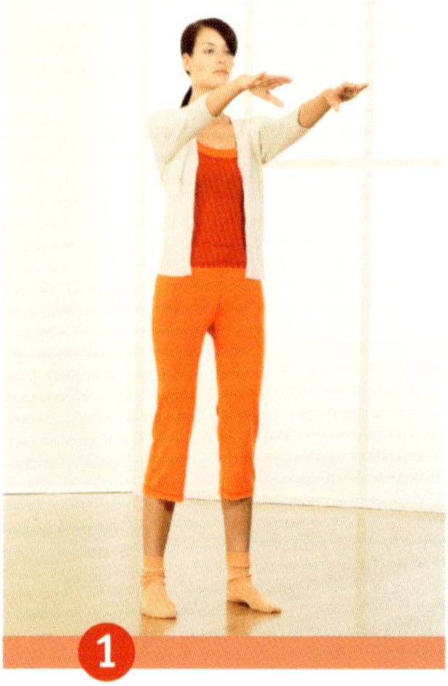
1

Die folgenden Übungen stammen aus dem Taiji Qigong, einer Verbindung aus den östlichen Gesundheitssystemen Taijiquan und Qigong. Sie helfen Ihnen, die Atmung zu vertiefen und bewusst zu machen, und sind dafür bekannt, dass sie sich dauerhaft positiv auf die Gesundheit auswirken. Sie können sie vorbereitend oder ergänzend zur Progressiven Muskelentspannung praktizieren.

Wie ein Vogel über den Wolken fliegen

Worauf Sie besonders achten sollten

Beugen und strecken Sie die Knie synchron zur Armbewegung; führen Sie die Arme nur mit leichtem Druck nach unten. Beobachten Sie, wie Ihre Atmung immer mehr Raum bekommt.

- Stehen Sie locker und schulterbreit, wie auf Seite 26 unter »Richtig stehen« beschrieben.
- Heben Sie die Arme mit den Handflächen nach unten aus der Anfangsposition nach vorn in Brusthöhe parallel zum Boden. 1
- Drehen Sie die Handflächen zueinander.
- Dann öffnen Sie die Arme zur Seite bis zum rechten Winkel mit dem Körper, dehnen damit den Brustumfang aus und atmen während dieser gesamten Bewegungsphase ein. 2
- In umgekehrter Reihenfolge bewegen Sie die Arme nach vorn in Brusthöhe, drehen die Handflächen wieder zum Boden, führen die Arme mit leichtem Druck nach unten, bewegen die Knie leicht mit nach unten und atmen aus.
- Wiederholen Sie diese Übung noch fünfmal.

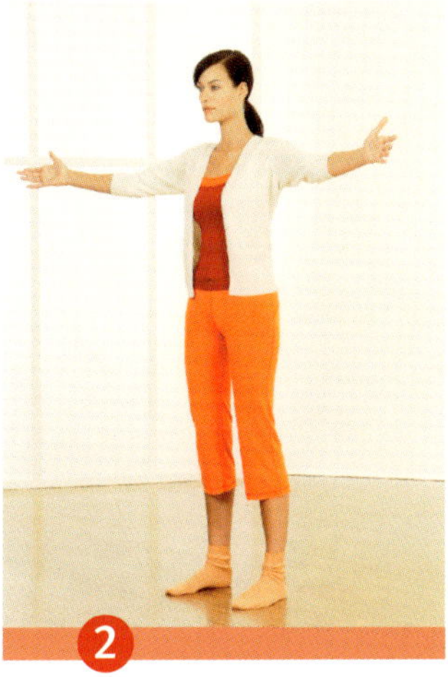

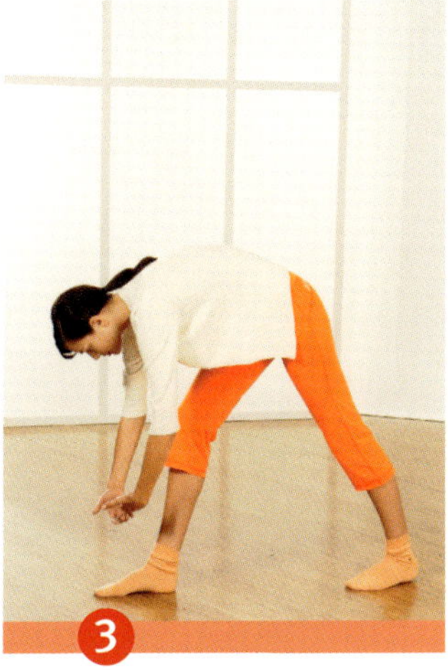

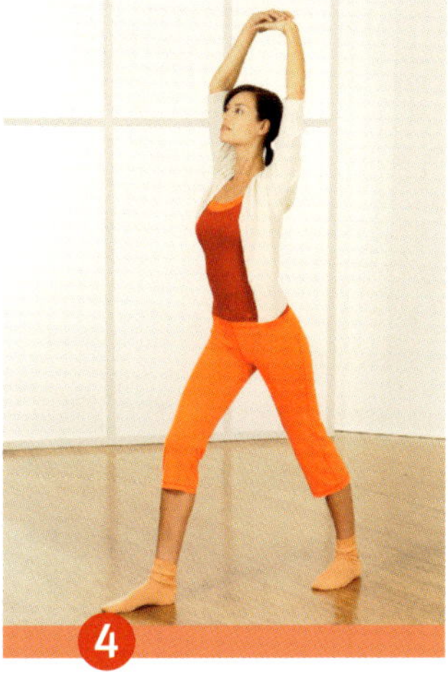

Wasser schöpfen und den Himmel sehen

Was Sie besonders beachten sollten

Führen Sie die Bewegungen ganz geschmeidig aus, die einzelnen Übungsschritte gehen nahtlos ineinander über.

- Stehen Sie entspannt und schulterbreit.
- Stellen Sie den rechten Fuß einen halben Schritt nach vorn.
- Beugen Sie Knie und Oberkörper nach vorn, und führen Sie die Arme so weit wie möglich zum rechten Fuß. Formen Sie mit den Händen vor dem rechten Unterschenkel ein Gefäß, als ob Sie Wasser schöpfen wollten. Dabei kreuzen Sie die Hände, wobei die rechte unter der linken liegt. ❸
- Atmen Sie ein, führen Sie »das Gefäß« nach oben und neigen Sie Kopf und Oberkörper leicht nach hinten, als wollten Sie Wasser aus dem Gefäß über Ihren Kopf schütten. ❹
- Atmen aus, drehen Sie die Handflächen nach außen, breiten Sie die Arme zur Seite aus und führen Sie sie an den Körperseiten entlang wieder nach unten, um erneut »Wasser zu schöpfen«.
- Führen Sie auch diese Übung insgesamt sechsmal aus.

WAS DIESE ÜBUNG BEWIRKT

- Der gesamte Atmungsapparat wird gekräftigt.
- Indem Sie sich erst vorbeugen und dann in der Gegenbewegung leicht in die Rücklage gehen, trainieren Sie Bauch-, Rücken- und Beckenmuskeln.

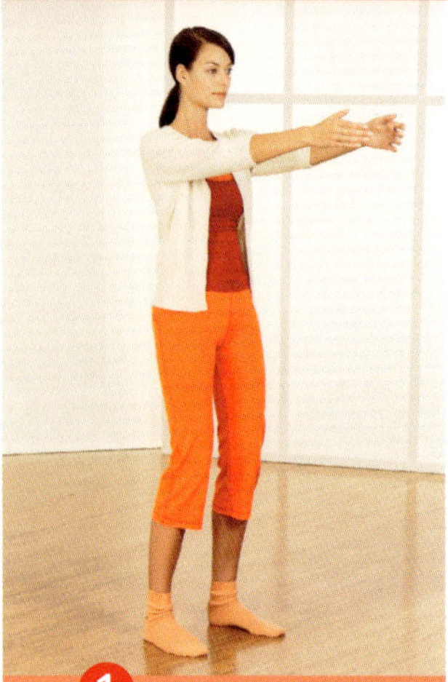

1

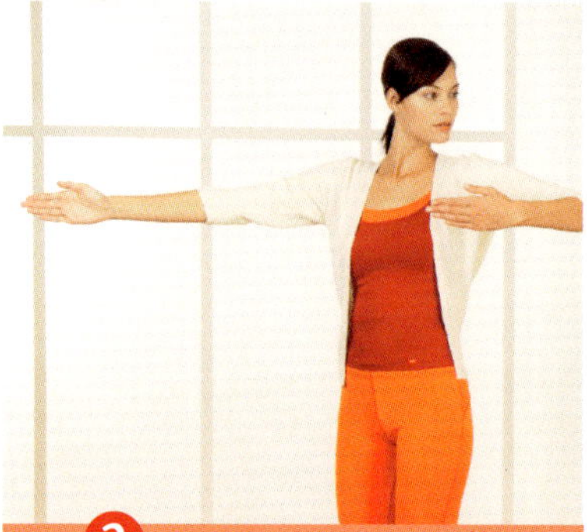

2

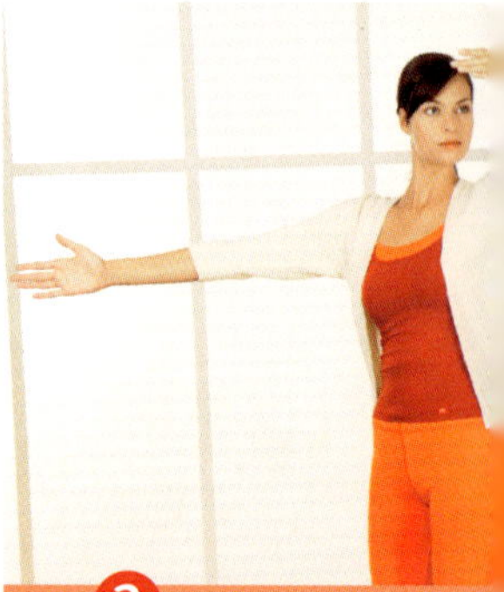

3

Zur Jagd mit Pfeil und Bogen

Worauf Sie besonders achten sollten

Verspannen Sie sich bei dieser Bewegung nicht, sondern halten Sie den Bogen ganz locker. Ihre Blicke folgen jeweils der bewegten Hand. Die Hüfte macht die leichten Drehbewegungen geschmeidig mit.

WAS DIESE ÜBUNG BEWIRKT

- Durch die spezielle Bewegung im Schultergürtelbereich können sich Nacken- und Schulterverspannungen lösen.

- Nehmen Sie die aufrechte Standposition ein wie auf Seite 26 beschrieben, und beugen Sie leicht die Knie.
- Strecken Sie beide Arme gerade nach vorn aus. Drehen Sie die Handflächen zueinander. 1
- Während Sie einatmen, ziehen Sie nun den rechten Ellenbogen nach hinten, als ob Sie einen Bogen spannen wollten. Der Oberkörper dreht sich dabei leicht mit. Der linke Arm bildet mit dem rechten eine versetzte Parallele. 2
- Bringen Sie dann, während Sie ausatmen, beide Arme wieder parallel nebeneinander vor den Körper, wobei die rechte Hand einen kleinen Bogen beschreibt. 3 Nehmen Sie dann in fließendem Wechsel den linken Ellenbogen nach hinten, um den Bogen nun zur anderen Seite zu spannen.
- Der Atem fließt rhythmisch: ein, wenn Sie den Bogen spannen – aus, wenn Sie die Arme wieder vor den Körper bringen.
- Wiederholen Sie diese Übung sechsmal.

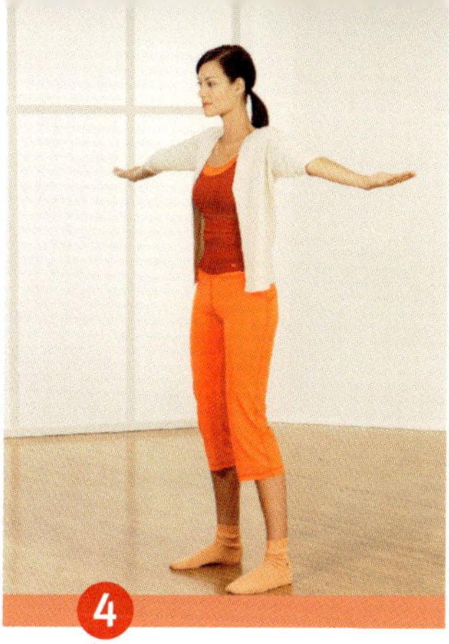

4

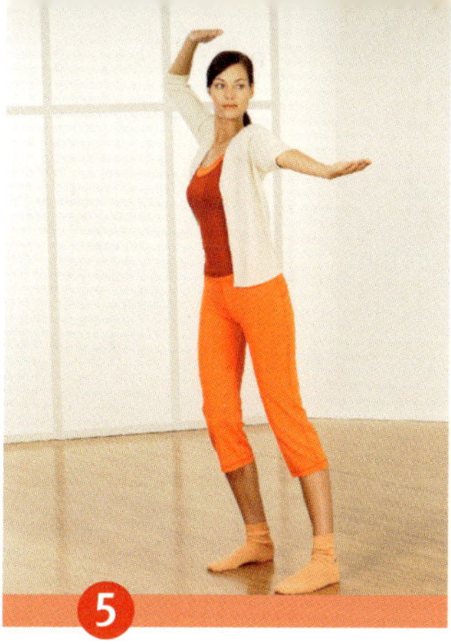

5

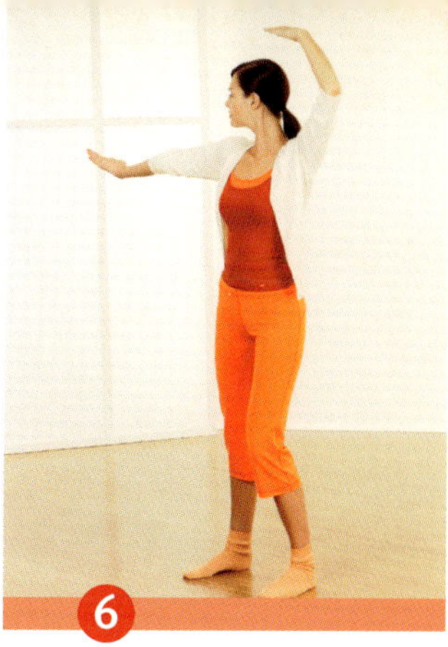

6

Einen Regenbogen malen

Worauf Sie besonders achten sollten

Die Wirbelsäule sollte während der gesamten Bewegung möglichst konstant gerade bleiben, auch dann, wenn Sie das Gewicht leicht auf ein Bein verlagern.

- Stehen Sie locker gerade, die Knie nicht ganz durchgedrückt.
- Heben Sie die Arme gestreckt seitlich bis in Schulterhöhe, die Handrücken zeigen zum Boden. 4
- Während Sie einatmen, verlagern Sie das Körpergewicht leicht auf das rechte Bein, wobei Sie das Knie leicht beugen. Die Füße bleiben flach auf dem Boden. Der linke Arm bleibt zur Seite ausgestreckt, während Sie den rechten in einem Halbkreis über den Kopf heben, bis die Handfläche in geringem Abstand über der Kopfmitte »schwebt«. Gleichzeitig bewegt sich die Hüfte leicht mit nach rechts, während Sie den Blick in die offene linke Handfläche lenken. 5
- Während Sie ausatmen, bringen Sie den rechten Arm in einem geschmeidigen Bogen zurück in die Waagerechte, drehen den Kopf nach vorn und verlagern das Gewicht wieder gleichmäßig auf beide Beine.
- Führen Sie die Bewegung analog zur linken Seite aus. 6
- Wiederholen Sie diese Übung insgesamt sechsmal.

WAS DIESE ÜBUNG BEWIRKT

- Die über dem Kopf schwebende Hand soll einen Akupunktur- beziehungsweise Massagepunkt auf dem Kopf beeinflussen, womit unter anderem Kopfschmerzen zurückgedrängt werden können.

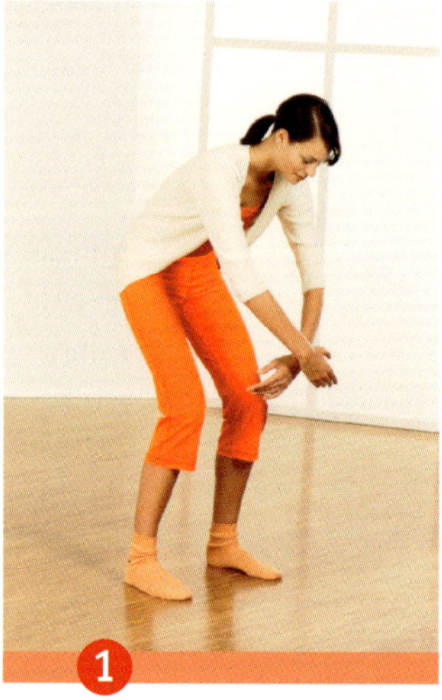

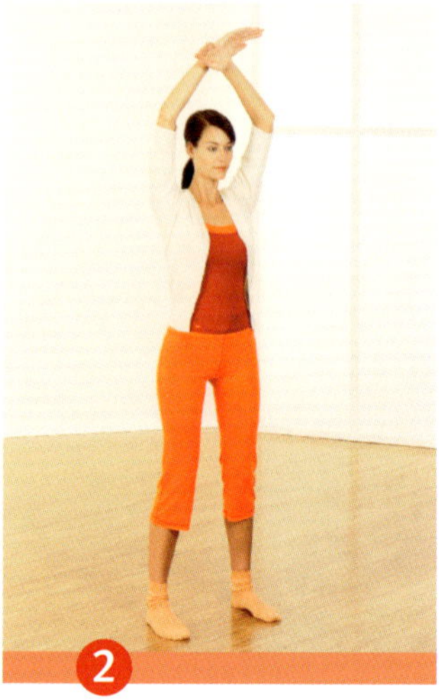

Was diese Übung bewirkt

- Wie alle Atemübungen vertreibt auch diese stress- oder sorgenvolle Gedanken.
- Die Atmung wird vertieft, die Durchblutung angeregt.

Mit den Armen die Wolken teilen

Worauf Sie besonders achten sollten

Während Sie die Arme heben, sollten Sie auch den Hals strecken und die Brust beim Einatmen leicht nach vorn drücken.

- Verteilen Sie das Körpergewicht gleichmäßig auf beide Beine.
- Gehen Sie nun in die Knie, wobei Rücken und Kopf gerade aufgerichtet bleiben, und überkreuzen Sie die Hände etwa in Kniehöhe, ohne dass sie sich berühren. 1
- Während Sie einatmen, bewegen Sie nun die Arme in dieser Stellung vor dem Körper nach oben bis über den Kopf, wobei Sie die Beine locker strecken. 2
- Atmen Sie aus, drehen Sie die Handflächen nach außen und führen Sie die Arme an den Körperseiten wieder nach unten, wobei Sie einen Halbkreis beschreiben. Beugen Sie dabei die Knie, und führen Sie die Arme erneut etwa in Kniehöhe zusammen, bis sich die Hände kreuzen.
- Wiederholen Sie diese Übung sechsmal.

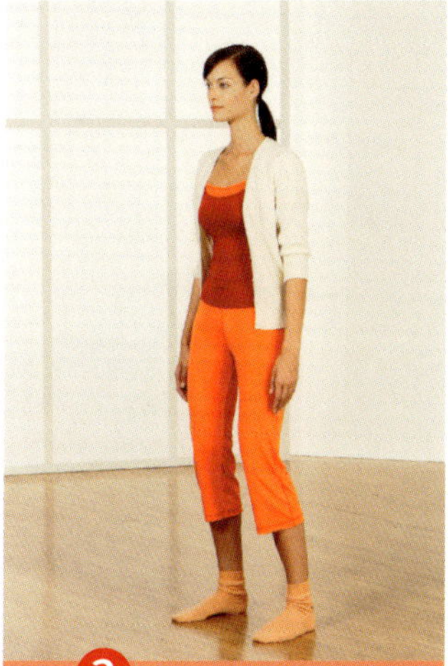

3

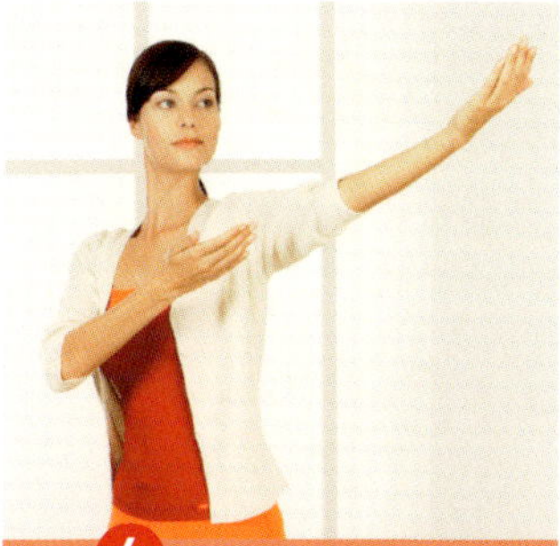

4

Drehen Sie sich zum Mond

Worauf Sie besonders achten sollten

Alle Bewegungen müssen gleichzeitig mit geschmeidigem Schwung ausgeführt werden. Während Sie den »Mond ansehen«, sollten Sie Hände, Taille und Kopf so weit wie möglich nach hinten bewegen.

- Nehmen Sie wieder Ihre hüftbreite Standposition ein. 3
- Während Sie einatmen, schwingen Sie beide Arme parallel und langsam nach oben links, wobei der Oberkörper mitdreht. Auch der Kopf bewegt sich mit nach links, wobei Sie nach oben schauen, als ob Sie am Himmel den Mond erblickten. 4
- Atmen Sie aus, während Sie die Arme sinken lassen.
- Atmen Sie ein, und führen Sie nun die Arme nach rechts oben. Der Oberkörper dreht wieder mit, der Blick geht zum »Mond«.
- Führen Sie die Arme mit dem Ausatmen wieder nach unten vor den Körper.
- Wiederholen Sie diese Übung sechsmal.

WAS DIESE ÜBUNG BEWIRKT

- Diese Übung befreit Körper und Geist von Spannungen und fördert die Harmonie.

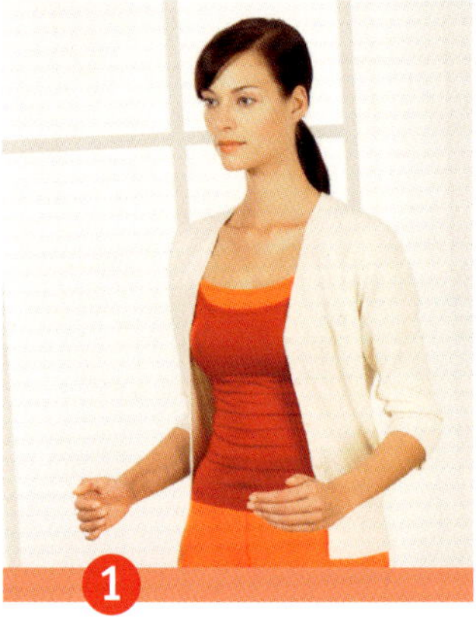

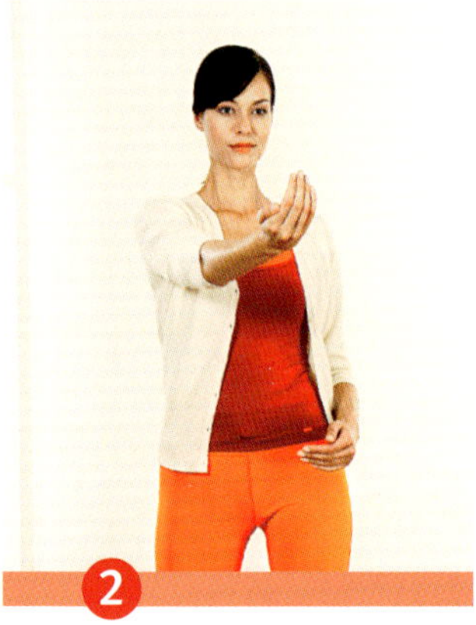

WAS DIESE ÜBUNG BEWIRKT

● Bauch- und Zwerchfell werden massiert. Die rhythmischen Bewegungen des Zwerchfells wiederum wirken anregend auf den Magen-Darm-Trakt und fördern somit die Verdauung.

Führen Sie einen Ball auf der Hand

Worauf Sie besonders achten sollten

Verfolgen Sie stets mit den Augen die Bewegung des Balls. Wenn die Hand den höchsten Punkt erreicht hat, sollten die Knie noch immer ganz leicht gebeugt sein. Geraten Sie in dieser Position mit dem Oberkörper nicht in Rücklage.

- Sie stehen im hüftbreiten Stand, die Ellenbogen locker in der Taille, die Unterarme und Hände angewinkelt, wie auf Bild ❶.
- Während Sie einatmen, lösen Sie nun die rechte Handfläche, drehen sie nach oben und führen sie schräg vor dem Körper nach links oben. Halten Sie die Hand, als ob ein Ball darin läge. ❷ Verlagern Sie gleichzeitig das Körpergewicht etwas auf das linke Bein, und heben Sie die rechte Ferse leicht vom Boden.
- Atmen Sie aus, führen Sie den Arm in die Startposition zurück.
- Und nun zur anderen Seite: Bringen Sie, während Sie einatmen, die linke Hand nach rechts oben, wobei Sie das Gewicht auf das rechte Bein verlagern. Heben Sie dabei die linke Ferse leicht an.
- Atmen Sie aus, und bringen Sie den linken Arm wieder in die Ausgangsposition zurück.
- Wiederholen Sie auch diese Übung sechsmal.

Übungslisten

Der große Vorteil der Progressiven Muskelrelaxation ist ja, dass sie jederzeit eingesetzt werden kann, wenn man sie braucht. Sei es, um auftretende Schmerzen oder Verspannungen schnell und gezielt abzubauen, sei es, um einfach das tägliche Übungsprogramm irgendwo unterwegs zu praktizieren. Natürlich können Sie dabei ganz nach Ihrer Intuition vorgehen. Oder Sie orientieren sich an den folgenden Übungslisten. Der erste Schritt lautet übrigens immer: Atmen Sie tief und gleichmäßig in den Bauch.

Bauchschmerzen

- Lassen Sie das Sonnengeflecht erstrahlen — Seite 38/60
- Bilden Sie eine Bauchkuhle — Seite 39
- Alle Atemübungen (oder Auswahl) — Seite 26 und ab Seite 66

Kopfschmerzen

- Stirnfalten adieu! — Seite 33
- Rümpfen Sie die Nase — Seite 34
- Riskieren Sie eine lockere Lippe — Seite 35
- Befreien Sie den Nacken — Seite 36
- Lassen Sie ruhig mal die Schultern hängen — Seite 37/62
- Alle Atemübungen (oder Auswahl) — Seite 26 und ab Seite 66
- Außerdem: Sorgen Sie, wenn möglich, für ausreichend frische Luft- beziehungsweise Sauerstoffzufuhr.

Nackenverspannungen/-schmerzen

- Befreien Sie den Nacken — Seite 36
- Dehnen Sie den Hals — Seite 63
- Lassen Sie ruhig mal die Schultern hängen — Seite 37/62
- Schultervariation II — Seite 63
- Alle Atemübungen (oder Auswahl) — Seite 26 und ab Seite 66

Lassen Sie sich nicht davon irritieren, dass die Übungen auf den Listen jeweils im Liegen oder/und im Sitzen beschrieben sind. Sie können sie fast alle in jeder gewünschten Position ausführen – im Liegen, Sitzen oder Stehen.

Die Kurzfassungen vom Beginn des zweiten Übungskapitels sowie diejenigen Übungen im Sitzen, die eine oder mehrere Grundübungen kombinieren, sind in den Listen nicht berücksichtigt. Wenn Sie schon geübt sind, können Sie diese jedoch natürlich ebenfalls anwenden.

Oberschenkelkrämpfe

- Entlasten Sie die Beine — Seite 42
- Außerdem: die Beine auslockern und -schütteln, kleine Kicks nach vorn, zur Seite und nach hinten ausführen

Rückenschmerzen

- Katzenbuckel — Seite 61
- Beine in die Waagerechte — Seite 59
- Befreien Sie den Nacken — Seite 36
- Lassen Sie ruhig mal die Schultern hängen — Seite 37/62
- Schultervariation I — Seite 62
- Schultervariation II — Seite 63
- Alle Atemübungen (oder Auswahl) — Seite 26 und ab Seite 66

Schlafstörungen

Bitte führen Sie hier alle Übungen im Liegen aus.
Siehe auch Kasten »Einschlafhilfe« Seite 51

Bei kalten Händen und/oder Füßen

- Ballen Sie die Faust — Seite 30
- Lassen Sie die Oberarmmuskeln spielen — Seite 32
- Entlasten Sie die Beine — Seite 42
- Entspannen Sie die Waden — Seite 44
- Zehenspitzen zum Boden drücken — Seite 45
- Zehengreifen — Seite 45/58

Bei Nervosität und Unruhe

- Machen Sie alle Grundübungen — ab Seite 30

Zusätzlich kann helfen:

- Schultervariation I — Seite 62
- Schultervariation II — Seite 63
- Dehnen Sie den Hals — Seite 63

Stress

- Stirnfalten adieu! Seite 33
- Rümpfen Sie die Nase Seite 34
- Riskieren Sie eine lockere Lippe Seite 35
- Befreien Sie den Nacken Seite 36
- Lassen Sie ruhig mal die Schultern hängen Seite 37/62
- Lassen sie das Sonnengeflecht erstrahlen Seite 38/60
- Bilden Sie eine Bauchkuhle Seite 39
- Alle Atemübungen (oder Auswahl) Seite 26 und ab Seite 66

»Unsichtbar« üben – wenn es keiner merken soll

- Ballen Sie die Faust Seite 30
- Lassen Sie ruhig mal die Schultern hängen Seite 37/62
- Stärken Sie die Kraft der Basis Seite 41
- Lassen Sie das Sonnengeflecht erstrahlen Seite 38/60
- Bilden Sie eine Bauchkuhle Seite 39
- Entspannen Sie die Waden Seite 44
- Entlasten Sie die Beine Seite 59
- Zehengreifen Seite 45/58
- Zehendrücken Seite 58

Die Übungslisten sind übrigens zur Anregung gedacht. Suchen Sie diejenigen Übungen aus, nach denen Ihnen zumute ist. Was Ihnen gut tut, entscheiden nur Sie allein!

Wadenkrämpfe

- Entspannen Sie die Waden Seite 44
- Zehenspitzen zum Boden drücken Seite 45
- Zehengreifen Seite 58
- Zehendrücken Seite 58

Sachregister

A

Angina pectoris 10
Angst 11, 16, 18
-zustände auflösen 12
Arbeitsprinzip 14
Ärger 9, 60, 65
Atemfrequenz 18
Atemraum erweitern 27
Atemschulung 13
Atemübungen 17f, 22, 66ff
Atmung 11, 17f, 26
Ausdauertraining 9
Ausrichtung, geistige 13
Autogenes Training 11f
Autosuggestion 12

B

Bauch 59, 67, 72
-muskeln, untere 43
-schmerzen 73
Beckenmuskulatur 41, 59
Beine 42ff, 56
Beschwerden, arthritische 10
-, körperliche 23
Biofeedback 12f
Bluthochdruck 10

D

Daueranspannung 10
Dehnen 47, 49
Dis-Spannung 8f
Durchblutung 18, 66, 70

E

Einstellung, innere 19
Einstimmen 26ff
Enddarmmuskulatur 41
Eu-Spannung 14

F

Fehlbelastungen 19
Fehlhaltungen 36
Füße 56, 58

G

Gesäß 56, 60, 41

H

Hals 36
-muskulatur, seitliche 63
-wirbelsäule 29, 36, 48
Haltung, aufrechte 56
Hände 30ff, 54, 65
Herz 9
-infarkt 10
-kranzgefäße, verkrampfte 10
Hinlegen 29
Hintergrundmusik 20

J

Jacobson 9, 11, 13, 17

K

Kampf-oder-Flucht-Reflex 8, 17
Konzentrationsfähigkeit 56
Kopfschmerzen 20, 36, 69, 73
Krampfadern 56
Kribbeln 28, 49
Kurzprogramm 54ff.

L

Lendenwirbelsäule 21, 26, 29, 40
Lockern 28

M

Meditation 13
Musik 13
»Muskelsinn« 17
Muskelspannungsniveau, hohes 15
Muskeltonus, chronisch erhöhter 9
Muskelzuckungen 9
Muskulatur der inneren Organe 17
Muskulatur, »unbewusste« 9

N

Nacken 36, 55, 62
-verspannungen 37, 68, 73

O

Oberarme 32, 54, 65
Oberkörper 56
Oberschenkel 42ff, 47, 58f
-krämpfe 74

P

Po 41, 56, 60

R

Rücken 40, 48, 61, 67
-schmerzen 74

S

Sauerstoffzufuhr 18, 66
Schlafstörungen 9, 74
Schließmuskeln 60
Schmerz, körperlicher 11
Schmerzen 9, 50
Schmerzpatienten 50f
Schultern 37, 56, 62f
Schulterverspannungen 68
Selbsthypnose 11f
Selbstwahrnehmung 16
Sonnengeflecht 38, 60
Sorgen 9, 41
Stehen, richtig 26
Stirn 33, 54
Stress 8ff, 17, 36f, 41, 65, 75
-situation, akute 23
-symptome, nervöse 9

T

Taiji Qigong 18, 66
Tempo, eigenes 23
Tiefenmuskelentspannung 14
Trainingsniveau 22

U

Üben im Stehen 64
Überbeanspruchung 10
Überforderung 9, 19
Übungsebenen 17
Übungsschema 22
»Unsichtbar« üben 75
Unterarme 32

V

Venenpumpe 56
Verdauung 72
Verdauungsorgane, Erkrankungen der 10
Verfahren, psychologische 11, 15
Verspannung, physische 16
Verspannungen 8, 17

W

Waden 42, 44f, 47, 56
-krämpfe 75
Wahrnehmung 28
Wahrnehmungsschulung 17
Wangenmuskulatur 34
Wann nicht üben? 16
Wirkungen, positive 14

Y

Yoga 13

Z

Zehen 45, 58f
Zivilisationserkrankungen 9
zucken 31
Zwerchfell 72

Bücher und Adressen, die weiterhelfen

Bücher

Bernstein, Douglas A. / Borkovec, Thomas D.: *Entspannungstraining. Handbuch der progressiven Muskelentspannung,* Klett-Cotta Verlag, Stuttgart 2000

Jacobson, Edmund: *Entspannung & Therapie,* Klett-Cotta Verlag, Stuttgart 2002

Johnen, Wilhelm: *Muskelentspannung nach Jacobson,* Gräfe und Unzer Verlag, München 2003

Krahmann, Hella / Haag, Gunther: *Die Progressive Relaxation in der Krankengymnastik,* Pflaum Verlag, München 1996

Petermann, Franz / Vaitl, Dieter: *Handbuch der Entspannungsverfahren, Bd. 1: Grundlagen und Methoden, Bd. 2: Anwendungen,* Beltz Verlag, Weinheim 1994

Vester, Frederic: *Phänomen Stress,* DTV, München 1998

Adressen

Bundesverband Deutscher Psychologinnen und Psychologen, Fachgruppe Entspannungsverfahren
Römerstraße 21
80801 München

Weitere Anlaufstellen: die örtliche VHS; Ihre Krankenkasse oder die örtliche AOK; die Abteilung Hochschulsport der örtlichen Universitäten; Fach-, Reha- und Kurkliniken.

Wichtiger Hinweis

Die Inhalte des vorliegenden Ratgebers wurden sorgfältig recherchiert und haben sich in der Praxis bewährt. Alle Leserinnen und Leser sind jedoch aufgefordert, selbst zu entscheiden, ob und inwieweit sie Übungsanleitungen und Anregungen aus diesem Buch umsetzen wollen. Autor und Verlag übernehmen keine Haftung für die Resultate.

Krankenkassen und Kosten

Die meisten Krankenkassen übernehmen anteilig oder vollständig die Kosten für die Progressive Muskelrelaxation. Voraussetzung ist allerdings in der Regel die Kassenzulassung des Therapeuten.

Dank des Autors

Mein besonderer Dank für die harmonische und fruchtbare Zusammenarbeit gilt der Redakteurin Ilona Daiker sowie der Lektorin Anja Schmidt. Für ihre Anregungen und Unterstützung danke ich allen medizinischen und physiotherapeutischen MitarbeiterInnen des Sanatoriums Dr. Barner, Braunlage, sowie des Thermen-Vital-Kurhotels Am Mühlbach, in Bad Füssing. Ebenso Anke Grabner, die mich bei Schreibarbeiten und am PC unterstützte. Und nicht zuletzt möchte ich meiner Frau Charlotte Danke sagen, die uns während der Grob- und Feinarbeit im Zusammenhang mit der Texterstellung mit großer Geduld und Nachsicht getragen hat.

LESEN UND HÖREN

Entspannen und auftanken mit Buch und CD

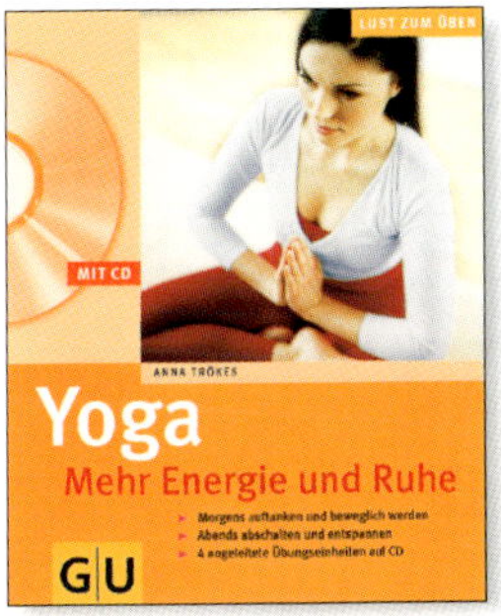

ISBN 3-7742-4787-0
80 Seiten | € 14,90 [D]

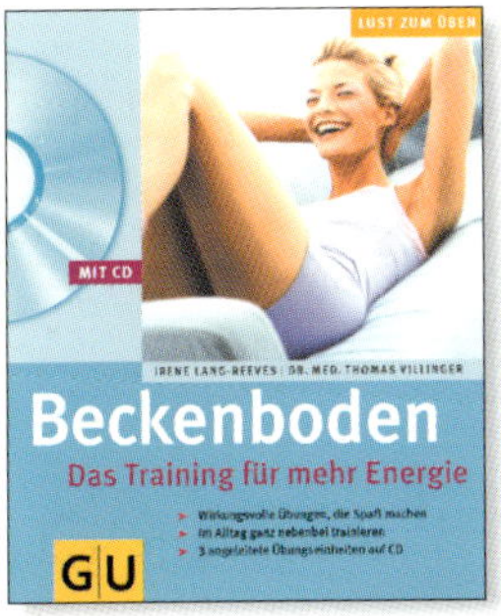

ISBN 3-7742-4786-2
80 Seiten | € 14,90 [D]

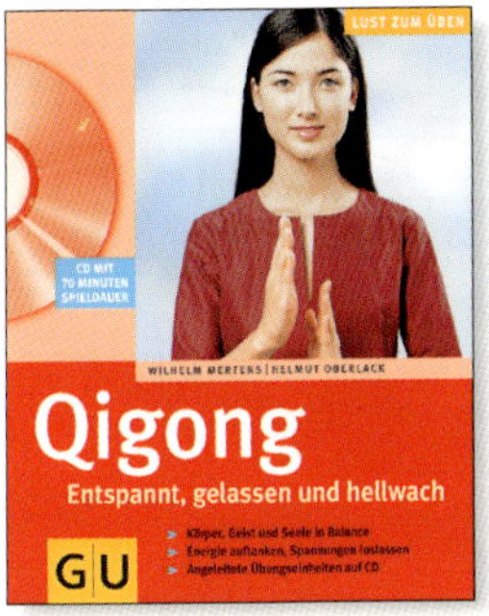

ISBN 3-7742-6039-7
80 Seiten | € 14,90 [D]

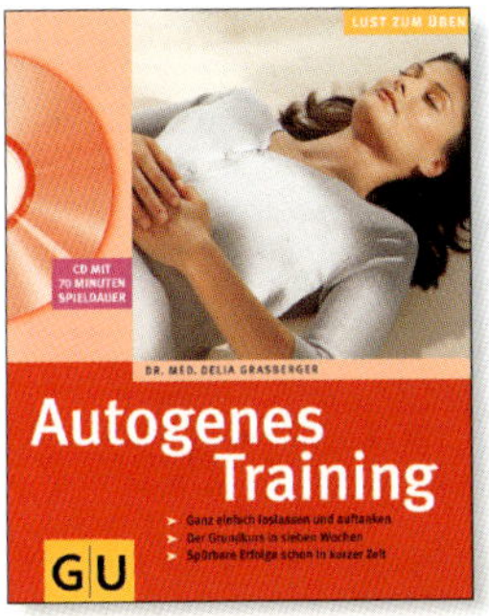

ISBN 3-7742-5571-7
80 Seiten | € 14,90 [D]

Mit der Kombination aus Buch und Audio-CD fällt das Lernen von Übungsmethoden leicht und macht mehr Spaß. Lassen Sie sich von einer motivierenden Stimme leiten und genießen Sie die extra komponierte anregende oder entspannende Musik!

G|U

Gutgemacht. Gutgelaunt.

Impressum

Programmleitung:
Ulrich Ehrlenspiel
Redaktion: Ilona Daiker
Lektorat: Anja Schmidt
Satz und Gestaltung:
Christopher Hammond, München
Layout und Umschlaggestaltung: Claudia Fillmann, Independent Medien-Design, München
Herstellung: Markus Plötz
Lithos: W & Co., München
Druck und Bindung:
Printer, Trento

ISBN 3-7742-6146-6

Auflage	5.	4.	3.	2.	1.
Jahr	08	07	06	05	2004

GRÄFE UND UNZER

Ein Unternehmen der
GANSKE VERLAGSGRUPPE

Bildnachweis

Fotoproduktion:
Dominik Parzinger
Cover vorne: GU
(Manfred Jahreiß)
Seite 5: Fotex

Dank

Wir bedanken uns bei den beiden Münchner Firmen BLUE MÖBEL und Salamander Schuhe für die kostenlos für die Fotoproduktion zur Verfügung gestellten Requisiten.

CD

Text: Dr. Friedrich Hainbuch
Musik: komponiert und arrangiert von Thomas Schwaiger
Programming, Synthesizers:
Thomas Schwaiger
Gittarre: Ossi Schaller
Piano, Sender-Rhodes:
Thomas Schwaiger
Cimbals: Stephan Eppinger
Sprecherin: Dagmar Dempe
Sprachaufnahmen: Groundlift Studio, Schondorf, Dieter Kurz und Daniel Betz.
Aufgenommen (Musik), gemischt und gemastert von Dieter Kurz im Tonwerk Greifenberg.
Ausführend produziert von Thomas Schwaiger für phonopool.

DAS ORIGINAL MIT GARANTIE

Das Original mit Garantie

Ihre Meinung ist uns wichtig. Deshalb möchten wir Ihre Kritik, gerne aber auch Ihr Lob erfahren, um als führender Ratgeberverlag für Sie noch besser zu werden. Darum: Schreiben Sie uns! Wir freuen uns auf Ihre Post und wünschen Ihnen viel Spaß mit Ihrem GU-Ratgeber.

Unsere Garantie: Sollte ein GU-Ratgeber einmal einen Fehler enthalten, schicken Sie uns bitte das Buch mit einem kleinen Hinweis und der Quittung innerhalb von sechs Monaten nach dem Kauf zurück. Wir tauschen Ihnen den GU-Ratgeber gegen einen anderen zum gleichen oder ähnlichen Thema um.

Ihr Gräfe und Unzer Verlag
Redaktion Körper & Seele
Postfach 86 03 25
81630 München
Fax: 089/41981-113
E-Mail: leserservice@graefe-und-unzer.de